Inhalt

5

Einleitung

Kochen ist nicht für jedermann geeignet. Die meisten tun es, weil sie es müssen. Andere wollen ausgewogen essen und trauen den Fertigprodukten nicht, die es in den Supermärkten zu kaufen gibt. Wieder andere bevorzugen frische, vegane Kost. Es gibt also genug Gründe, wieso man kocht. Doch eines nimmt einem oft die Lust am Kochen: die Zeit. Dieses „Schnell, schnell!" sorgt dafür, dass wir uns immer schlechter ernähren, weil es eben schnell gehen muss. Meal Preps sind der Ausweg! Sie helfen, Zeit zu sparen und sich gleichzeitig gesund zu ernähren.

Mit den richtigen Rezepten und seinen Vorlieben, was das Essen angeht, bereitet man das Essen einfach abends vor und kann es sogar mit auf die Arbeit nehmen oder warm machen, wenn man nach Hause kommt. So hat man nicht mehr das Gefühl, man sei nur noch am Kochen.

Was ist Meal Prep?

Meal Prep ist die Abkürzung von Meal-Prepping, was so viel bedeutet wie: Vorkochen. Es ist in den USA zum Trend geworden und findet langsam seinen Weg nach Deutschland. Ausgedacht haben sich das Meal Prepping nicht etwa gestresste Büromenschen, sondern Fitnessaffine, die durch das Prepping einen besseren Überblick über die Lebensmittel haben wollten.

Viele Menschen essen auf der Arbeit das, was ihnen vorgegeben wird, obwohl sie lieber etwas anderes essen wollen. Mit Meal Prepping kann man zu Hause vorkochen und dies zur Arbeit mitnehmen. Eine zudem kostengünstigere Variante als das schnelle Essen vom Imbiss.

Doch wieso sollte Meal Prep die Ernährung ausgewogener und gesünder machen? Ganz einfach: Man weiß, was man isst. Gerade in Kantinen gibt es immer wieder zu viel an Zucker, Fett und Zusatzstoffen – die kann man beim Meal Prepping vermeiden. Nach dem Mittagssnack fühlt man sich dann nicht so ausgelaugt und antriebslos.

Beim Meal Prepping ist die Planung das A und O. Man überlegt sich davor, was man gerne essen möchte und sucht sich Rezepte heraus. Danach geht es ans Einkaufen. Es wird nur das eingekauft, was auf dem Einkaufszettel steht. Als Snack für zwischendurch eignen sich sehr gut Trockenfrüchte, frisches Obst oder Nüsse. Dann kommt das Vorkochen. Hier kann man Gemüse anbraten oder dünsten, Soßen und Dips vorbereiten, sowie Kartoffeln, Reis oder Pasta vorkochen. Proteine wie Fleisch, Hülsenfrüchte oder Fisch sollte ebenfalls dabei sein. Danach sollte man genügend Tupperwaren und verschließbare Gläser bereithalten, um alles gut zu verpacken. Danach kann man sie gut im Kühlschrank verstauen. Es gibt auch Meal Prepping Gerichte, die sich sogar am Morgen vor der Arbeit zubereiten lassen: Man packt einfach Dips, Eiweiß oder Gemüse in Dosen und hat sein Gericht zum Mitnehmen.

Vorteile des Meal Preppings

Es gibt einige Vorteile, die das Meal Prepping zu bieten hat:

Für jede Mahlzeit machbar

Man kann Meal Preps für das Frühstück, Mittagessen oder Abendessen nutzen. Sogar für Snacks zwischendurch.

Zeitsparend

Nicht jeder hat täglich die Zeit und die Lust zu kochen. Sich jeden Tag Gedanken darüber zu machen, was man für sich und seine Familie zubereiten soll, kann lästig sein. Mit den vorbereiteten Meal Preps kann man nahezu sofort mit dem Essen beginnen.

Platzsparend

Man packt die Mahlzeiten in verschiedene Dosen und Tupperwaren und stellt es über Nacht in den Kühlschrank. So spart man dort schon mal   Platz.

Schluss mit Spontaneinkäufen und unnötigen Lebensmitteln

Wie man es macht, man macht es doch nicht immer richtig. Auch beim Einkaufen nicht: Entweder man kauft zu viel ein und wirft die Hälfte wieder weg oder zu wenig und man muss am nächsten Tag noch einmal los. Wenn man ans Planen geht, weiß man ganz genau, was man einkaufen muss und kann dieses Problem umgehen.

Geld sparen

Man weiß, was man essen möchte und man bereitet es zu Hause vor. So kann es passieren, dass man locker um die 30 € spart, wenn man das Kantinen Essen auf der Arbeit, das Essen gehen nach Feierabend oder auch viele unnötige Lebensmittel beim Einkaufen weglässt. So spart man mit Meal Prep jede Menge Geld, weil man sich nur noch auf das konzentriert, was man essen möchte und was man dafür braucht. Viele Lebensmittel gibt es außerdem in Großpackungen, die deutlich preiswerter sind.

Es hilft beim Abnehmen

Wenn jemand sich kalorienärmer ernähren möchte und ausgewogene Ernährung in seinen Alltag einbauen will, dem fällt der Gang zum Supermarkt oft nicht leicht. Dort lauern die größten Versuchungen, wenn es ums Essen geht. Man kauft ein, ohne darüber nachzudenken. Meal Prep ist jedoch die Lösung für das Ganze. In die Dose wird nur das gegeben, was man auch essen darf oder eben möchte. So ist es viel leichter, sich an einen strikten Plan zu halten.

Man hat zudem ebenso die Kontrolle über das, was man essen möchte.

Dadurch, dass man das Essen selber zubereitet, weiß man was drin ist und man selber seine Portionen bestimmen. Man tappt so nicht in die Falle, sich zu überessen und schmeißt auch nichts mehr weg. Außerdem wird man beim Abnehmen eine viel bessere Übersicht darüber haben, wie viel Eiweiß, Fette und Kohlenhydrate dabei sind. Alles geht nun mal über die Ernährung, egal welches Ziel man verfolgt. Möchte man sein Gewicht reduzieren, den Körper definieren oder das Gewicht einfach nur halten – mit Meal Preps ist der erste Schritt getan.

Meal Prep Gerichte sind ebenso dafür

da, dass man keine Heißhungerattacken mehr bekommt, grade dann, wenn es stressig wird. Gerade in der Mittagszeit oder abends vor dem Fernseher überkommen einen die Gelüste. Man hat wenig Lust, sich noch etwas zuzubereiten und nimmt einfach das, was am schnellsten greifbar ist. Dazu gehören Pommes, Chips, Pizza oder Gummibärchen. Wenn man jedoch weiß, man hat noch Meal Preps im Kühlschrank, greift man doch lieber zu etwas Gesundem.

Die Umwelt wird geschützt

Man würde nie auf die Idee kommen, dass Meal Prep gut für die Umwelt sei, oder? Aber Stromfresser, die man vielleicht 1–2 x in der Woche braucht, wird man verkraften können.

Wie funktioniert Meal Prep und worauf muss man achten?

Beim Meal Prepping geht es um die Planung, den Einkauf und das Vorkochen. Es ist wichtig beim Meal Prep zu variieren, da es schnell eintönig werden kann. Die 6 Tipps zeigen einem, wie es richtig geht:

Tipp 1: Man sollte seine Woche durchplanen

Die Planung ist der erste Punkt der drei, der am wichtigsten ist. Man sollte sich also in Ruhe überlegen, was man kochen möchte und für wie viele Tage es reichen sollte. Ist die Planung einmal gelungen, ist der Einkauf ebenfalls sehr leicht. Am besten ist es, alles schriftlich festzuhalten. Man kann alles preppen, auch das Frühstück.

So kann man sich beispielsweise ein Overnight Oat zubereiten oder einen leckeren Smoothie. Gerade Haferflockengerichte, die über Nacht aufquellen müssen und Obst für einen Smoothie, lassen sich gut vorher zubereiten.

Tipp 2: Man kauft Samstag ein und kocht Sonntag vor

Das ist doch eine sehr gute Regel! Am Samstag den Einkauf erledigen und sonntags alles vorkochen, um den Rest der Woche keinen Handschlag mehr machen zu müssen. Auf diese Weise ist man schon am Montag mit leckerem Essen versorgt. Der Sonntag eignet sich für das Vorkochen besonders, da die meisten an diesem Tag das größte Zeitfenster für das vorbereiten der Zutaten und schlussendlich fürs Kochen haben. Sicherlich ist für das Preppen von Gerichten für eine Woche jede

Menge Zeit vonnöten. Sich dabei aber nicht stressen zu müssen, weil man im Grunde den ganzen Tag Zeit dafür hat, freut auch das Gemüt.

Tipp 3: Vielseitige Lebensmittel einkaufen

Beim Meal Prepping ist es von Vorteil, Lebensmittel einzukaufen, die man für mehrere Rezepte verwenden kann. Gemüse, wie Brokkoli und Paprika kann man für einige Gerichte benutzen und man spart somit nicht nur Zeit, sondern auch Platz. Ebenso Hülsenfrüchte oder Getreide, wie Reis, Couscous oder Linsen kann man variieren. Außerdem dienen sie auch gut als Beilage.

Tipp 4: Gewürze und Kräuter verwenden – das bringt Abwechslung rein

Kräuter und Gewürze zu verwenden ist eine Kleinigkeit, die schon einiges ausmachen kann. Man kann seinem Essen mit Kurkuma und Curry den letzten Schliff geben und alles mit Kräutern und Paprika verfeinern.

Tipp 5: Meals richtig stapeln

Man kann sich Meal Prep Boxen zulegen, die verschiedene Fächer haben, aber es gibt auch die

Möglichkeit das Essen in einem Glas oder Dose zu stapeln. Man sollte sich aber, was die Reihenfolge angeht, Gedanken machen, ansonsten kann es unappetitlich aussehen. Hat man sich einen Salat zubereitet, kommt das Dressing dafür ganz unten in das Glas oder die Dose. Man kann es auch in einer separaten Box mitnehmen. Hülsenfrüchte und Couscous kommen danach, weil sie weniger anfällig sind und zum Schluss das Gemüse oder das Obst.

Tipp 6: Lieber das Gefrierfach statt den Kühlschrank

Wenn man für mehr als 3 Tage vorgekocht hat, sollte die Boxen lieber eingefroren werden, statt sie in den Kühlschrank zu stellen. So sind die Mahlzeiten auch noch nach 3 Tagen zum Verzehr geeignet. Gerade für Suppen, Eintöpfe und Currys ist das Einfrieren sehr vorteilhaft.

Wichtig beim Meal Prep sind nur zwei Dinge, auf die man achten sollte:

Man sollte immer die passenden Gefäße bereithalten, wie Dosen, Becher, Boxen und Gläser. Es ist wichtig, dass es köstlich aussieht und ebenfalls die Reise überstehen kann. Gläser sind sehr gut, wenn man Dressings, Salate, Joghurt oder Suppen vorkochen möchte. Boxen, wo man das Essen drin stapeln kann oder die verschiedenen Fächer darin nutzen kann, sollten sich für die Mikrowelle eignen. So kann man sein Essen immer aufwärmen. Der zweite Punkt, der wichtig ist, ist das Einkaufen. Man sollte sich vorher einen Einkaufszettel schreiben und die ganze Woche mit einplanen. Man spart damit nicht nur Zeit, sondern man kauft gleichzeitig nur das ein, was man auch wirklich braucht. So schmeißt man nichts weg und kann direkt mit dem Vorkochen beginnen.

Meal Prep Rezepte

1. Süßkartoffel-Thai-Curry mit Rindfleisch

Zutaten:

1 mittelgroße Schalotte

1 mittelgroße Süßkartoffel

3 cm Ingwer

1 EL Koriander, frisch

400 g Rinderhüftsteak

2 TL Erdnussöl

1 EL Rote Currypaste

2 TL Fischsauce (aus der Asia-Abteilung)

400 ml Kokosmilch

1 mittelgroße Limette, Bio

20 g Cashewnüsse

Zubereitung:

Die Schalotte und die Süßkartoffel werden geschält und dann in Würfel geschnitten. Ingwer ebenfalls schälen und zerhacken. Den Koriander hacken und das Fleisch in Streifen schneiden. Danach wird die Hälfte des Öls in einem Wok erhitzt und die Fleischstreifen 2–3 Minuten gebraten. Daraufhin das Fleisch mitsamt dem Saft beiseite stellen und – wenn gewünscht – den Reis garen. Den Rest des Öls auf der mittleren Stufe des Woks erhitzen und die Schalotte und den Ingwer anbraten. Die Currypaste wird untergerührt und für 30 Sekunden erhitzt. Nun die Limette auspressen und von der Schale etwa 1 TL Zeste abreiben. Die Fischsoße, die Kokosmilch und die Limettenzeste in den Wok geben. Alles für 2 Minuten erhitzen.

Die Süßkartoffelstücke werden in den Wok gelegt und aufgekocht. Anschließend sollten sie gar sein.

Nun kommen das Fleisch und der Saft der halben Limette hinzu. Das Ganze dann mit Cashews und Koriander garnieren. Als Beilage eignet sich Reis, aber es schmeckt auch ohne hervorragend!

2. Leckerer Linsen Salat mit Quark

Zutaten:

35 g Linsen, Trockenprodukt

125 ml Gemüsebrühe

1 mittelgroße Tomate

1/4 Zehe Knoblauch

1/2 mittelgroße Zwiebel

1 Schuss Zitronensaft

1 EL Olivenöl

Salz

Pfeffer

1 TL Petersilie

100 g Kräuterquark

Zubereitung:

Die Linsen werden nach Packungsanleitung gekocht. Die Tomaten in Würfel schneiden und die Zwiebel mit dem Knoblauch klein hacken. Zitronensaft, Salz und Pfeffer, Zwiebeln und Knoblauch, sowie das Olivenöl zu einem Dressing vermischen und dann mit den Linsen und der Tomate vermengen. Die Petersilie hacken und über den Salat streuen, den Kräuterquark als Dip verwenden.

3. Einfaches Bulgur-Hack-Chili

Zutaten:

1.5 EL Olivenöl

1 mittelgroße Zwiebel

3 Zehen Knoblauch

1 mittelgroße Paprika

1 Schote Chili (Serrano)

1.5 TL Kreuzkümmel, gemahlen

1 TL Chilipulver

0.5 TL Oregano, getrocknet

500 g Rinderhackfleisch

70 g Bulgur

400 g Tomate, stückig aus der Dose

200 g Kidneybohnen, Konserve

1 TL Salz

1 EL Sour Cream

Limettenscheiben

Zubereitung:

Das Öl wird in einem Topf oder einem Bräter erhitzt und die Zwiebel zerhackt, der Knoblauch in Scheiben geschnitten. Die Paprika wird in Würfel geschnitten und die Chilischote halbiert. Zwiebel, Knoblauch, Paprika und Chili in den Topf geben und für 10 Minuten anbraten. Die Zwiebel sollte dann goldbraun sein und die Chili weich. Nun die Gewürze hinzufügen und erneut alles für 1 Minute anbraten. Das Hackfleisch dazu geben und für etwa 3 Minuten anschwitzen, bis es nicht mehr rosa ist. Den rohen Bulgur unterrühren, die Bohnen leicht zerdrücken und dann mit Salz, 150 ml Wasser und Tomaten in den Topf geben. 30 Minuten köcheln lassen und mit Salz und Pfeffer würzen. Danach mit Sour Cream und Limettenscheiben anrichten.

4. Saftige Limetten Garnelen auf Wildreis

Zutaten:

150 g Mangold, alternativ Spinat

150 g Zucchini

Salz

Pfeffer

50 g Naturreis, roh

150 g Garnelen

1 EL Olivenöl

2 TL gehackter Koriander, frisch

2 Spritzer Limettensaft

Salz und Pfeffer

Zubereitung:

Der Reis wird nach Anleitung zubereitet und die Garnelen in heißem Öl etwa 4 Minuten angebraten, bis sie rosa sind. Danach wird die Zucchini und der Mangold (oder Spinat) gewaschen, geschnitten und mit in die Pfanne gegeben. Alles mit Salz und Pfeffer abschmecken und die Garnelen mit dem Gemüse und dem Reis vermengen. Nun noch mit Koriander, Limettensaft – und falls erforderlich – Salz und Pfeffer würzen und servieren.

5. Leckere Kokos-Süßkartoffel-Karotten-Suppe

Zutaten:

500 g Karotte

1 mittelgroße Süßkartoffel

1 mittelgroße Zwiebel

1 EL Kokosöl

3 cm Ingwer

800 ml Gemüsebrühe

100 ml Kokosmilch

2 EL Limettensaft

2 TL Currypulver

1/4 TL Kardamom

Zubereitung:

Die Karotten, die Zwiebel und die Süßkartoffel schälen und in kleine Stücke schneiden. Das Kokosöl langsam bei mittlerer Hitze in einem Topf erhitzen und das geschnittene Gemüse hinzugeben. Den Topfdeckel auf den Topf legen und das Gemüse für etwa 10 Minuten dünsten. In der Zwischenzeit den Ingwer schälen, hacken und unter Rühren kurz mitdünsten. Die Brühe angießen, zum Kochen bringen und dann 10 Minuten bei mittlerer Hitze köcheln lassen, bis das Gemüse weich ist. Die Suppe nun mit dem

Pürierstab oder einem Mixer pürieren, das Kokoswasser hinzufügen und erneut kurz pürieren. Alles zurück in den Topf geben, mit Curry, Kardamom und Limettensaft würzen und sofort servieren.

6. Lustiges Kichererbsen-Kokos-Curry

Zutaten:

80 g Brauner Reis, roh

1 mittelgroße Zwiebel

4 mittelgroße Frühlingszwiebel

2 TL Rapsöl

240 g Kichererbsen, Dose (Abtropfgewicht)

2 TL Currypulver

200 ml Gemüsebrühe

100 ml Kokosmilch

1 Handvoll Baby-Spinat

20 g Cashewnüsse

Salz, Pfeffer

Zubereitung:

Zunächst wird der Reis nach Anleitung gekocht und die Zwiebeln in Würfel geschnitten. Die Frühlingszwiebeln in Ringe. Anschließend in einem Wok oder Pfanne etwas Öl erhitzen, die Zwiebeln hinzugeben und kurz andünsten. Nun die Kichererbsen dazugeben und alles mit Currypulver würzen. Daraufhin mit der Kokosmilch und der Brühe ablöschen und die Frühlingszwiebeln mitsamt Cashewkernen hinzugeben. Das Ganze wird eingekocht, bevor zum Schluss der Spinat hinzukommt und kurz mitgedünstet wird. Zum Schluss mit Salz und Pfeffer würzen und das Curry mit Reis servieren. Nach Belieben mit Frühlingszwiebelringen garnieren.

7. Curry mit Süßkartoffel und Kürbis

Zutaten:

1/2 mittelgroße Zwiebel

1 Zehe Knoblauch

1-2 Schoten Chili

1 EL Kokosöl

1 TL Garam Masala

1/2 TL Kurkuma

1/2 TL Kreuzkümmel

200 g geschälte Tomaten, Dose

250 g Butternut-Kürbis

250 g Süßkartoffel

200 ml Kokosmilch

1 Schuss Wasser

1/2 Dose Kichererbsen, Dose

2 Zweige Koriander

Zubereitung:

Die Zwiebel und den Knoblauch schälen und klein schneiden, die Chilischoten entkernen und gleichermaßen zerkleinern. Einen großen Topf nehmen und das Kokosöl auf hoher Stufe erhitzen. Im heißen Öl die Zwiebeln, Chili und den Knoblauch dünsten. Nun die Gewürze Kurkuma, Kreuzkümmel, Curry und das Garam Masala hinzufügen und alles kurz weiter braten. Die Tomaten grob mit einem Löffel zerkleinern und hinzugeben. Nun die Süßkartoffeln und den Kürbis schälen, die Kürbiskerne entfernen und alles in gleich große Stücke schneiden. Auf mittlerer Hitze weiter köcheln lassen und das Gemüse dazugegeben. Anschließend alles mit Wasser oder Kokosmilch bedecken und 40 Minuten kochen lassen. Das Gemüse sollte gar, aber noch bissfest sein. Die Kichererbsen kurz in einem Sieb abbrausen und zum Curry dazugeben. Für weitere 10 Minuten kochen lassen und anschließend mit Korianderzweigen servieren.

8. Kichererbsen-Hack-Pfanne

Zutaten:

1/2 mittelgroße Zwiebel

1 Zehe Knoblauch

1 mittelgroße Paprika

1 EL Olivenöl

120 g Rinderhackfleisch

Salz

Pfeffer

1 TL Tomatenmark

100 ml Rinderbrühe

150 g Kichererbsen, Dose

1 EL Naturjoghurt

Optional 2 Zweige Koriander

Zubereitung:

Die Zwiebel und der Knoblauch werden zerhackt und die Paprika in Streifen geschnitten. Danach Öl in einer Pfanne erhitzen, Zwiebeln und Knoblauch dazugeben und kurz andünsten. Nun das Rinderhack hinzufügen und mit Salz und Pfeffer würzen. Die Paprika wird beigegeben, sowie auch das Tomatenmark. Das Gericht mit Brühe ablöschen und 5 Minuten kochen lassen. Nun noch die Kichererbsen hinzufügen und für 3 Minuten erhitzen. Zum Schluss mit Joghurt und zerhacktem Koriander garnieren.

9. Leckere Pasta mit Kichererbsen-Sauce

Zutaten:

1 mittelgroße Zwiebel

2 EL Olivenöl

1 Dose Kichererbsen

250 ml Gemüsebrühe

1 EL Tomatenmark

Kräuter

Salz

Pfeffer

200 g Nudeln, roh (z. B. Spaghetti)

Zubereitung:

Olivenöl in einem Topf erhitzen, die Zwiebel fein schneiden und im heißen Öl anschwitzen. Die Gemüsebrühe zugießen und Tomatenmark, italienische Kräuter und die Kichererbsen dazugeben. Alles 5 Minuten kochen lassen und mit Salz und Pfeffer würzen. Nudeln nach Wahl kochen und mit der Kichererbsen-Sauce servieren.

10. Würziger Tofu mit Quinoa-Avocado-Salat

Zutaten:

40 g Quinoa

75 g Räuchertofu

1/2 mittelgroße Paprika, rot

1/2 mittelgroße Paprika, grün

1/2 mittelgroße Avocado

2 Zweige Koriander

1 EL Limettensaft

1 Prise Salz

1 Prise Pfeffer

Zubereitung:

Zunächst die Quinoa nach Anleitung kochen. In der Zwischenzeit Paprika, Avocado und Tofu in Würfel schneiden und in eine Schüssel geben. Nun den Koriander hacken und ebenfalls hinzufügen. Mit Salz, Pfeffer und Limettensaft würzen und die Quinoa untermischen.

11. Pikanter Bohneneintopf mit Guacamole

Zutaten:

150 g brauner Reis, roh

500 ml Gemüsebrühe

1 Dose gehackte Tomaten

1 Dose Kidneybohnen, Konserve

1/2 TL Salz

1/2 Schote Chili

2 TL Cumin

1/2 TL Chilipulver

1 Zehe Knoblauch

1 TL Salz

1 mittelgroße Limette

Für die Guacamole:

1 mittelgroße Avocado

1/2 Schote Chili

1 Zehe Knoblauch

1 mittelgroße Limette

Zubereitung:

Chili entkernen und fein hacken. Reis, Kidneybohnen, Tomaten und Gemüsebrühe in einen Topf geben. Nun die Hälfte der gehackten Chili zusammen mit dem Cumin und dem Chilipulver dazugeben, die andere Hälfte für die Guacamole beiseitelegen. Den Knoblauch hineinpressen und ½ TL Salz hinzufügen. Alles gut abdecken und bei schwacher Hitze 30 Minuten köcheln lassen, dabei gelegentlich umrühren. Die Limette auspressen und über den fertigen Reis geben. Für die Guacamole die Avocado mit einer Gabel zerdrücken, die Limette auspressen und den Saft dazu geben. Nun noch die restliche Chili hinzufügen, Knoblauch hineinpressen und mit Salz abschmecken. Alles gut miteinander vermengen und mit Reis anrichten.

12. Thunfisch-Kartoffel-Salat mit einem Ei

Zutaten:

75 g Grüne Bohnen, TK

1 Dose Thunfisch im eigenen Saft

3 mittelgroße Cherrytomate

2 mittelgroße Kartoffel, gekocht

1 mittelgroßes Ei, gekocht – sollte schnittfest sein

1 EL Olivenöl

1 EL Balsamico

1 TL Petersilie

1 Prise Salz und Pfeffer

Zubereitung:

Zuerst die Bohnen im Salzwasser blanchieren. Währenddessen den Thunfisch abtropfen lassen und die Kartoffeln in Scheiben schneiden. Die Tomaten halbieren und das gekochte Ei vierteln. Anschließend alles zusammen auf einem Teller anrichten. Gewürze, Balsamico und Olivenöl zu einem Dressing verrühren und darüber geben. Zum Schluss mit gehackter Petersilie garnieren.

13. Hähnchen-Spinat-Curry

Zutaten:

1 mittelgroße Zwiebel

2 Zehen Knoblauch

1 Schote Chili, rot

2 cm Ingwer

1 EL Kokosöl

1 TL Cumin

1 TL Kurkuma

1 TL Koriander Pulver

1 mittelgroße Limette, Bio

1 TL Tomatenmark

1 Dose Kokosmilch

250 g Hähnchenbrustfilet

2 mittelgroße Zucchini

2 mittelgroße Tomate

1 Handvoll Spinat

4 Zweige Koriander

Zubereitung:

Die Zwiebel in Würfel schneiden, den Knoblauch, die Chilischote und den Ingwer hacken. In einem Topf das Kokosöl erhitzen und die Zwiebel darin andünsten. Chili, Ingwer, Knoblauch, Kurkuma, Koriander und Cumin hinzufügen. Die Limettenschale abreiben und zusammen mit dem Tomatenmark unterrühren. Alles für etwa 2 Minuten unter Rühren garen lassen, anschließend die Kokosmilch hinzugeben. Das Hähnchenbrustfilet in mundgerechte Stücke schneiden und die Tomaten in Würfel. Die

Zucchini zunächst halbieren und dann ebenfalls in Scheiben schneiden. Alles für 20 Minuten abgedeckt garen lassen und erst kurz vor Ende den Spinat hinzufügen. Zum Schluss noch mit Koriander garnieren.

14. Leckeres Chili ohne Carne

Zutaten:

1 mittelgroße Zwiebel

1 mittelgroße Karotte

2 Zehen Knoblauch

2 EL Pflanzenöl

1 mittelgroße Paprika, rot

1 TL Kurkuma

1 TL Oregano

1 TL Chiliflocken

1 EL Tomatenmark

1 Dose gehackte Tomaten

400 g Linsen, Dose

1/2 Dose Kidneybohnen

1 Prise Salz

1 Prise Pfeffer

Für die Garnierung:

2 Schoten Jalapeños

50 g Gouda, gerieben

Zubereitung:

Die Zwiebel schneiden, die Karotte waschen und reiben und den Knoblauch pressen. In einem großen Topf das Pflanzenöl bei niedriger Stufe erhitzen und anschließend die Karotte, den Knoblauch und die Zwiebel hineingeben. Das Ganze 15 Minuten ohne Deckel kochen lassen. Dabei gelegentlich umrühren. Die Paprika in Würfel schneiden und die Gewürze in den Topf geben – eine Minute weiter kochen. Die Hitze ein wenig erhöhen, das Tomatenmark und die Paprika dazugeben und eine weitere Minute köcheln lassen. Die gehackten Tomaten hinzufügen, die Dose mit Wasser auffüllen und ebenfalls in den Topf geben. Den Chili aufkochen und bei reduzierter Hitze etwa 25 Minuten lang köcheln lassen, bis die Masse angedickt ist. Nun noch die Kidneybohnen und die Linsen dazugeben, einrühren und für 5 Minuten weiter kochen lassen. Mit Salz und Pfeffer abschmecken und die Jalapeños in Scheiben schneiden. Das fertige Chili auf einem tiefen Teller anrichten und mit den Jalapeños und dem Reibekäse garnieren.

15. Quinoa-Bowl mit Linsen und Kidneybohnen

Zutaten:

1/2 mittelgroße rote Zwiebel

100 g Zucchini

2 mittelgroße Tomaten

50 g Quinoa

100 g rote Linsen

1 TL Gemüsebrühe

1 TL Rapsöl

100 g Kidneybohnen, Konserve (Abtropfgewicht)

70 g Feta

Salz und Pfeffer

Zubereitung:

Die Zwiebel schälen und in Halbringe schneiden, die Tomaten in Würfel und die Zucchini in feine Streifen. Die Quinoa für ca. 15 Minuten in Gemüsebrühe kochen – nach 5 Minuten Kochzeit die roten Linsen zur Quinoa in die Gemüsebrühe geben. Die Kidneybohnen in ein Sieb geben und kurz abbrausen. In einer Pfanne etwas Öl erhitzen und die Zwiebeln, Tomate, Zucchini und Kidneybohnen darin anbraten. Nun die Quinoa und die Linsen dazugeben, gut mit den anderen Zutaten vermengen und mit Salz und Pfeffer würzen. Um diesem Gericht ein wenig Schärfe zu verleihen, kann man gerne auch Chiliflocken oder Sambal Oelek hinzufügen. Zu guter Letzt Feta zerbröseln und unterheben. Die Quinoa-Bowl in einer Schüssel servieren und wahlweise mit oder ohne Kräuterquark genießen.

16. Leckerer Linsen-Paprika-Salat mit Ziegenkäse

Zutaten:

140 g Linsen, Trockenprodukt

4 TL Olivenöl

4 TL Rotweinessig

150 g geröstete eingelegte Paprika

1/2 TL Majoran

100 g Ziegenkäse

1 Bund glatte Petersilie

1 Prise Salz

1 Prise Pfeffer

Zubereitung:

Zunächst die Linsen nach Packungsanweisung für 20 Minuten in ungesalzenem Wasser kochen. Anschließend abgießen und mit Essig, Öl und Majoran vermengen und abschmecken. Nun die Paprika in kleine Stücke schneiden und Petersilienblätter von den Stielen zupfen. Den Ziegenkäse zerbröseln und mit der Paprika und den Petersilienblättern zum Quinoa-Linsen-Gemisch geben und vermengen. Alles mit Salz und Pfeffer würzen.

17. Indischer Bohneneintopf mit Pute

Zutaten:

700 g Putenbrust

4 Stangen Sellerie

2 mittelgroße Zwiebeln

2 mittelgroße Pastinake

1 Dose geschälte Tomaten

1 TL Paprikapulver

5 mittelgroße Kartoffeln

4 mittelgroße Karotten

1 TL Ingwer, gemahlen

400 g Kidneybohnen, Dose

3 TL Senf

2 EL Worcestershiresauce

1 EL Erdnussöl

1 TL Salz

Zubereitung:

Zuerst die Pastinaken, die Kartoffeln und die Karotten in kleine Stücke schneiden und 10 Minuten lang dämpfen. Die Putenbrust in mundgerechte Stücke schneiden und für eine Minute in Öl scharf anbraten, in der Zwischenzeit die Zwiebeln hacken. Die Hitze reduzieren und die Zwiebeln dazugeben. Sobald die Zwiebeln glasig sind Ingwer, Senf, Paprikapulver und Worcestershiresauce dazugeben. Sellerie in Scheiben schneiden und zusammen mit den Bohnen und Tomaten hinzufügen. Nun noch mit

Salz abschmecken, das vorgekochte Gemüse darüber geben und für 30 Minuten bei 200 Grad fertig backen.

18. Asia-Pfanne mit Zuckerschoten, Brokkoli und Honig-Tofu

Zutaten:

200 g Tofu

1 EL Honig

5 EL Sojasauce

150 g Zuckerschote

1 mittelgroße Paprika

150 g Brokkoli

1 Stange Porree

2 EL Rapsöl

1 Zehe Knoblauch

1 Spritzer Limettensaft

Salz

Pfeffer

Zubereitung:

Zunächst eine Marinade aus Sojasauce und Honig herstellen. Den Tofu in Würfel schneiden und nun für 1 Stunde darin marinieren.

Vom Brokkoli mundgerechte Röschen abtrennen und in Salzwasser blanchieren. In der Zwischenzeit den Porree in Ringe und die Paprika in Würfel schneiden. Anschließend die Zuckerschoten in ein Sieb geben und unter fließendem Wasser abspülen. Die harten Stielenden der Zuckerschoten entfernen. Die Tofu Würfel aus der Marinade nehmen und diese für später beiseite stellen. In einem Wok oder einer großen Pfanne nun etwas Öl erhitzen und die Tofu Würfel anbraten. Sind die Würfel leicht knusprig, aus der Pfanne nehmen und warm stellen. Nun im restlichen Öl das Gemüse für etwa 6 Minuten knackig anbraten. Knoblauch hinein pressen und die aufgefangene Marinade und die Tofu Würfel hinzugeben. Mit Salz, Pfeffer und Limettensaft abrunden und in einer Schüssel oder einem Suppenteller servieren.

19. Leckeres Ofengemüse mit Feta und Huhn

Zutaten:

1 mittelgroße Zucchini, gelb

1/2 mittelgroße Paprika, rot

4 Zweige Thymian

1 EL Olivenöl

1 Prise Salz

150 g Hähnchenbrust

30 g Feta

Zubereitung:

Den Backofen auf 200 Grad vorheizen. Paprika und Zucchini waschen und klein schneiden. Nun den Thymian fein hacken, mit Öl und Salz vermengen und über das Gemüse geben. Das Gemüse in einer Auflaufform bei 200 Grad 15 Minuten rösten und nach 8 Minuten umrühren. In einer beschichteten Pfanne das Huhn ohne Zugabe von Fett braten. Das Ofengemüse auf einem Teller anrichten und das Fleisch, in Scheiben geschnitten, mittig darüber verteilen. Zu guter Letzt den Feta zerbröseln und über das Gemüse und die Hähnchenbrust streuen.

20. Texmex-Salat

Zutaten:

125 g Hähnchenbrust

1 TL Olivenöl

Salz

Pfeffer

100 g Römersalat

1/2 mittelgroße Paprika, gelb

1 mittelgroße Tomate

50 g schwarze Bohnen

1 EL Salsa

2 EL Guacamole

Zubereitung:

Für den Texmex-Salat zunächst die Hähnchenbrust sehr fein schneiden oder, je nach Belieben, durch den Fleischwolf drehen. In einer Pfanne etwas Öl erhitzen, das Fleisch hineingeben, mit Salz und Pfeffer würzen und anbraten. Nun Salat, Paprika und Tomate waschen und klein schneiden. Die Bohnen in einem Sieb unter fließendem Wasser abspülen und zusammen mit dem geschnittenen Gemüse in eine Schüssel geben. Das Fleisch hinzufügen und mit den anderen Zutaten vermengen. Als Beilage eignen sich Guacamole und Salsa sehr gut.

21. Würziger Couscous Salat

Zutaten:

250 g Couscous

250 ml Gemüsebrühe oder Fond

1 EL Tomatenmark

2 Paprikaschote, rot und gelb

1 Dose Mais

4 Lauchzwiebel

2 EL Reisessig

3 EL Olivenöl oder Sonnenblumenöl

1 EL Currypaste, rote, vegane

1 EL Sojasauce

Salz und Pfeffer

Chilipulver

Kreuzkümmel

Zucker

Petersilie

Schnittlauch   oder Zwiebellauchgrün, in feine Ringe geschnitten

Zubereitung:

Den Couscous mit der Gemüsebrühe oder dem Fond übergießen und für 10 Minuten darin quellen lassen. In der Zwischenzeit das Gemüse und die Kräuter waschen und klein schneiden. Den fertigen Couscous mit Currypaste, Tomatenmark, Öl, Sojasauce und Reisessig vermengen. Anschließend mit Salz und Pfeffer, Chilipulver, Kreuzkümmel und Zucker würzen. Glatte Petersilie und Schnittlauch oder Zwiebellauchgrün hinzugeben.

Hinweis: Die Currypaste könnte Garnelen enthalten.

22. Pizzasuppe

Zutaten:

500 g Hackfleisch

2 große Zwiebeln

1 Dose Champignons

1 Dose Mais

2 Paprikaschote, rot und gelb

200 g Sahne-Schmelzkäse

1 Becher Sahne

2 Pkt. Tomatensauce (Tomato al gusto mit Kräutern)

3/4 Liter Gemüsebrühe

Salz, Pfeffer, Oregano

1 EL Olivenöl

evtl. Parmesan

Zubereitung:

Die Zwiebeln und die Paprikaschoten zunächst in Würfel schneiden. In einem großen Topf etwas Olivenöl erhitzen und das Hackfleisch darin anbraten. Zwiebeln hinzufügen und weiter braten. Nun Paprika, Champignons und Mais zum Hackfleisch geben und kurz andünsten. Mit der Gemüsebrühe ablöschen und die Sahne, die Tomatensauce und den Schmelzkäse unterrühren. Etwa 10 Minuten köcheln lassen und mit Salz, Pfeffer und Oregano abstimmen. Vor dem Servieren nach Belieben etwas Parmesan über die Suppe streuen. Als Beilage

passt am besten Baguette.

23. Griechischer Salat in Schichten

Zutaten:

400 g Hackfleisch vom Rind

Gewürzmischung (Gyrosgewürz)

1/2 Kopf Eisbergsalat, klein geschnitten

1 große Zwiebel, in Ringen

3 große Fleischtomaten, in Würfeln

1/2 Salatgurke, in Würfeln

1/2 Dose Mais

1 Paprikaschote, rot, klein gewürfelt

200 g Salat (Krautsalat)

1 Pkt. Feta-Käse, in Salzlake, gewürfelt

1 kl. Glas Peperoni,   mild, geschnitten

500 g Tzatziki, fertig oder selbstgemacht

1 Dose Oliven, schwarz, entsteint

Zubereitung:

Das Gyrosgewürz zum Hackfleisch geben und gut vermengen. In heißem Öl anbraten und anschließend zum Abkühlen beiseite stellen.

Für die erste Schicht den Salat waschen und schneiden und in einer großen Schüssel die Hälfte des Salats auf dem Schüsselboden verteilen. Nun die Hälfte vom Hackfleisch darüber geben und flächig verteilen und darüber eine Lage Tzatziki. Nun folgen schichtweise Peperoni, Zwiebelringe, Tomatenwürfel,

Gurkenstücke, Mais, Paprika- und Fetawürfel, sowie Krautsalat.

Für die zweite Schicht lagenweise den restlichen Salat, das Hackfleisch und klein geschnittene Paprika darauf verteilen. Den Abschluss bilden die andere Hälfte des Tzatzikis sowie entsteinte Oliven. Die Salatschüssel gut verschließen und gut gekühlt für mindestens 6 Stunden durchziehen lassen. Vor dem Servieren den Salat wahlweise durchmischen oder abstechen. Als Beilage eignet sich Fladenbrot gut.

24. Chili mit Carne

Zutaten:

800 g Rinderhackfleisch oder halb und halb

2 mittelgroße Zwiebeln

3 Zehen Knoblauch

2 EL Öl, zum Braten

1 Paprikaschote, orange

2 EL Tomatenmark, 2-fach konzentriert

1 gr. Dose stückige Tomaten (ca. 800 g)

1 Dose Kidneybohnen (480g)

1 Dose Mais (200g)

500 ml Brühe

Cayennepfeffer

Paprikapulver

Chilipulver

Salz und Pfeffer

Zucker

Tabasco

Zubereitung:

Zunächst die Zwiebeln fein würfeln und in einem tiefen Topf Öl erhitzen. Die Zwiebeln darin goldgelb anbraten, das Hackfleisch hinzugeben und ebenfalls anbraten. Während des Bratens immer wieder umrühren und das Hackfleisch dabei zerkleinern. Nun die Paprika waschen, klein schneiden und zum Hackfleisch geben. Tomatenmark hinzugeben und kurz anrösten. Knoblauch pellen und in den Topf zum Fleisch hinein pressen, außerdem alle Gewürze und den Tabasco zufügen. Zunächst etwas vorsichtiger würzen und langsam an die Schärfe herantasten, gegebenenfalls erst nach der Kochzeit nachwürzen. Das Ganze mit Brühe auffüllen und bei mittlerer Hitze einkochen. Wenn die Flüssigkeit verkocht ist, immer wieder Brühe hinzufügen. Mais und Bohnen in einem Sieb abtropfen lassen, gründlich abspülen und nur noch kurz mit den übrigen Zutaten mitgaren. Zu guter Letzt alles noch einmal abschmecken und nach Bedarf nachwürzen.

Gut durchgezogen schmeckt das Chili besonders gut, es eignet sich also hervorragend, um es bereits einen Tag zuvor vorzubereiten. Das

Chili con Carne in einen tieferen Teller geben oder in eine Schüssel. Dazu passen Baguette, Nachos oder Tortillas. Man kann das Chili auch mit Fleisch oder Chilischoten zubereiten oder mit einem TL Kreuzkümmel, einem EL Kakaopulver und einem Espresso verfeinern.

25. Gnocchi Salat

Zutaten:

800 g Gnocchi

50 g Pinienkerne

1 Glas getrocknete Tomaten, in Öl eingelegt

1 kleine Zwiebel

100 g Rucola

7 EL Olivenöl

2 EL Balsamico, dunkler

Salz

1 TL Basilikum, getrocknet

Zubereitung:

Zunächst die Gnocchi in Salzwasser garen und anschließend abkühlen lassen – sie können aber auch unter kaltem Wasser abgeschreckt werden, wenn es schnell gehen soll. In einer Pfanne ohne die Zugabe von Öl die Pinienkerne rösten, bis diese goldbraun sind. Nun die getrockneten Tomaten etwas abtropfen lassen und in feine Würfel schneiden. Die Zwiebel schälen und ebenfalls fein würfeln. Anschließend den Rucola waschen und falls erforderlich grob schneiden. Eine gute Länge haben die Blätter mit 6 bis 7 cm, so können sie gut mit der Gabel aufgenommen werden. Alle Zutaten in eine Schüssel geben und mit Öl, Salz, Basilikum und Balsamico würzen. Der Gnocchi Salat kann außerdem mit feinen Streifen Serrano-Schinken oder gehobeltem Parmesan verfeinert werden.

Wenn man den Salat später essen möchte, empfiehlt es sich, den Rucola erst am Schluss obenauf zu legen, nachdem schon Essig und Öl hinzugefügt wurde. Den Salat dann erst kurz vor dem Verzehr durchmischen.

26. Hackbällchen aus der Toscana

Zutaten:

500 g Hackfleisch, gemischt

evtl. Kräuter (Oregano, Thymian, Basilikum ...)

evtl. Knoblauch

1 Dose stückige Tomaten (ca. 400 g)

100 g süße Sahne

3 EL Kräuter, italienische, TK

1 EL Tomatenmark

Etwas Knoblauch

1/2 TL Zucker

Salz und Pfeffer

1 Kugel Mozzarella

Zubereitung:

Für die Hackfleischbällchen zunächst das Hackfleisch mit Salz und Pfeffer würzen und je nach Geschmack Oregano, Basilikum und/oder Thymian und evtl. Knoblauch hinzufügen. Aus dem Fleischteig 12–15 Bällchen formen und in eine Auflaufform legen.

Die Tomaten aus der Dose mit der Sahne, den TK Kräutern, dem Tomatenmark und dem Zucker verrühren, mit Salz und Pfeffer würzen und über die Hackfleischbällchen geben. Für die Tomatensoße die zerhackten

Tomaten mit der Sahne, dem Tomatenmark, dem Zucker und der Kräutermischung über die Bällchen geben und mit Salz und Pfeffer würzen. Nun noch den Mozzarella in Scheiben schneiden und auf den Bällchen platzieren. Im vorgeheizten Backofen bei 175 Grad ca. 30–40 Minuten fertig garen, dabei aber darauf achten, dass der Käse nicht zu dunkel wird. Als Beilage passt Reis.

27. Hähnchen mit Zitronenmarinade

Zutaten:

10 Stiele Thymian

1 TL Zitronenabrieb, fein

2 EL Zitronensaft

4 EL Olivenöl

6 Minutenschnitzel vom Hähnchen

Salz und Pfeffer

Zubereitung:

Von den Thymian Stielen die Blättchen abzupfen, grob hacken und in eine Schüssel geben. Geriebene Zitronenschale, den Zitronensaft und das Öl hinzufügen und zu einer Marinade verarbeiten. Einen Gefrierbeutel nehmen und die Hähnchenminutenschnitzel und die Marinade hineingeben. Den Beutel gut verschließen und für rund 30 Minuten liegen lassen. In der Zwischenzeit 6 Holzspieße in handwarmen Wasser einweichen.

Für die Weiterverarbeitung der Schnitzel, das Fleisch aus dem

Beutel nehmen und dabei die Marinade auffangen. Diese wird später noch benötigt. Nun die Schnitzel aufspießen, einen Grillrost einölen und die Spieße darauf ca. 6–8 Minuten grillen. Mit Salz und Pfeffer würzen. Nach etwa der Hälfte der Grillzeit das Fleisch auf beiden Seiten mit der übrig gebliebenen Marinade bestreichen.

Die Spieße können genauso gut in der Pfanne zubereitet werden. Dazu 2–3 EL Öl zum Anbraten in die Pfanne geben und die Spieße von beiden Seiten anbraten.

28. Lasagne

Zutaten:

500 g Hackfleisch, gemischt

1 Zwiebel

2 Zehen Knoblauch

1 Bund Petersilie oder TK

1 EL Tomatenmark

1 Dose geschälte Tomaten (800 g)

1/2 Liter Milch

30 g Butter

40 g Mehl

Salz und Pfeffer

Zitronensaft

Olivenöl

300 g Lasagne Nudeln (Platten)

Muskat

Etwas Rotwein

n. B. Käse, gerieben

Butterflöckchen

Zubereitung:

Für die Bolognese in einem Topf
etwas Olivenöl erhitzen und das
Hackfleisch darin krümelig
anbraten. Zwiebeln schälen, in
feine Würfel schneiden und
zusammen mit der Petersilie zum
Hackfleisch dazu geben. Den
Knoblauch in Scheiben schneiden
oder durch die Presse drücken und
mit dem Tomatenmark zum Fleisch
geben. Alles kurz anbraten, die
Tomaten aus der Dose grob
zerkleinern und ebenfalls
hinzugeben. Mit Salz und Pfeffer
würzen und, je nach Belieben,
Rotwein beifügen. Das Ragú offen

und bei mittlerer Hitze mindestens 30 Minuten einkochen lassen.

Im nächsten Schritt einen kleinen Topf nehmen und die Butter darin schmelzen. Mit einem Schneebesen das Mehl einrühren und hellgelb anschwitzen. Nun die Milch hinzugeben und zu einer glatten Sauce rühren. Sollten sich noch Klümpchen in der Sauce befinden, die Sauce durch ein feines Haarsieb geben und anschließend weiter kochen lassen. Die Béchamelsauce nun für rund 30 Minuten auf niedriger Stufe einkochen, so verliert sich der Mehlgeschmack. Zum Schluss nur noch mit Salz, Pfeffer, Zitronensaft und etwas Muskatnuss verfeinern.

Eine Auflaufform nehmen, diese mit Butter bestreichen und etwas vom Ragú auf dem Boden verteilen. Darüber eine Schicht Lasagnenudeln legen. Nun folgt wieder Ragú und darüber eine Schicht Béchamelsauce. Anschließend eine weitere Schicht Nudeln, dann Ragú und Béchamel. Auf diese Weise die Lasagne weiter schichten und die Auflaufform füllen, die letzte Schicht sollte dabei die Béchamelsauce bilden. Nun noch den geriebenen Käse darüber verteilen und mit

Butterflöckchen bestreuen. Die Lasagne im Ofen bei 180 Grad und auf der mittleren Schiene für 30–40 Minuten backen, bis der Käse goldbraun ist.

Man kann die Lasagne auch einen Tag vorher zubereiten und in den Kühlschrank stellen.

29. Nudelsalat

Zutaten:

250 g Penne oder andere Nudeln

200 g Mozzarella

100 g getrocknete Tomaten, in Öl

150 g Parmaschinken

50 g Pinienkerne

1 Zehe Knoblauch

Salz und Pfeffer

70 ml Olivenöl, extra virgine

3 EL Balsamico, weiß oder dunkel, je nach Geschmack

1 TL Pesto

1 TL Senf

1 TL Honig

Parmesan, frisch gerieben oder gehobelt

Rucola

Zubereitung:

Zunächst die Nudeln wie gewohnt kochen und anschließend unter kaltem Wasser abschrecken. In einer ungeölten Pfanne und bei mittlerer Hitze die Pinienkerne leicht anbräunen. Den Rucola waschen, verlesen, trocken schleudern und die Stielenden kürzen.

Mozzarella und Parmaschinken klein schneiden. Die getrockneten Tomaten abtropfen lassen und ebenfalls zerkleinern. Alle Zutaten in eine große Schüssel geben und mit Salz und Pfeffer würzen.

In einer kleinen Schale Öl, Essig, Knoblauch, Pesto, Senf und Honig zu einem Dressing verrühren und dieses erst kurz vor dem Verzehr zum Salat geben.

Den Salat noch einmal gut durchmischen und mit gehobeltem oder geriebenen Parmesan verfeinern.

30. Indische Hähnchencurry in Kokosnussmilch

Zutaten:

4 EL Öl

20 g frischer Ingwer, klein gehackt

2 Zehen Knoblauch, gehackt

4 rote Zwiebeln, gehackt

2 Lorbeerblätter

1 TL Currypulver

1 TL Kurkuma

1 TL Cayennepfeffer

750 g Hähnchenbrustfilet, gewürfelt

200 g Sahne

200 g Schmand

5 EL Kokoscreme oder Kokosmilch, aus der Dose

1 TL Salz

1 Würfel Hühnerbrühe, instant

2 EL Koriandergrün, gehackt

Zubereitung:

In einem Wok oder einer Pfanne bei mittlerer Temperatur etwas Öl erhitzen und Ingwer und Knoblauch darin anbraten. Die roten Zwiebeln hinzufügen und anbraten, bis diese glasig sind. Nun die Lorbeerblätter und die Gewürze, wie Currypulver, Kurkuma und Cayennepfeffer hinzugeben und kurz anbraten. Die Hähnchenbrust dazu geben und ebenfalls anbraten. Anschließend den Schmand und die Sahne, sowie die Kokoscreme bzw. -milch, Salz und einen Würfel Hühnerbrühe in die Pfanne geben. Alles kurz aufkochen lassen. Den Wok oder die Pfanne mit einem Deckel verschließen und für mindestens 15 Minuten bei niedriger Temperatur köcheln lassen. Mit Koriandergrün verfeinern. Als Beilage schmeckt Basmati Reis.

31. Ratatouille

Zutaten:

1 mittelgroße Aubergine

2 mittelgroße Zucchini

2 große Paprikaschoten, rot

2 große Paprikaschoten, gelb

1 gr. Dose Tomaten, geschälte

1 große Gemüsezwiebel

4 Zehen Knoblauch

1 TL Rosmarin, frisch, gehackt

1 EL Thymian, frisch, gehackt

1 EL Salbei, frisch, gehackt

1/2 TL Lavendelblüten, getrocknet und zerrieben

2 EL Zucker

100 ml Olivenöl

Etwas Meersalz

Etwas Pfeffer, schwarzer aus der Mühle

1/2 Tube Tomatenmark

Zubereitung:

Für das Ratatouille zunächst das Gemüse waschen und in kleine Stücke schneiden. Die Zwiebel schälen und in Würfel schneiden, den Knoblauch und die Kräuter fein hacken. Nun die Auberginenstücken salzen und für 10 Minuten ziehen lassen, anschließend abtupfen.

Das Öl in einer großen, hochwandigen Pfanne erhitzen und die Zucchini und die Zwiebeln darin anbraten. Dann die Paprika und als letztes die Auberginenstücke hinzufügen. Alles für 5 Minuten braten. Anschließend Tomatenmark hinzugeben, unterrühren und mit Salz und Pfeffer würzen. Es folgen der Knoblauch, die Tomaten, der Zucker und die Kräuter. Das Ratatouille 20 Minuten bei mittlerer Hitze köcheln lassen und wenn nötig Wasser hinzugeben. Das Ratatouille schmeckt gut zu Baguette oder Reis, man kann es auch als Beilage zu Fleisch genießen oder als Hauptgericht mit Champignons.

32. Leckeres Quinoa-Taboulé

Zutaten:

250 g Quinoa

1/2 rote Zwiebel

2 Tomaten (Eiertomaten)

1/2 Salatgurken

1 Bund Petersilie, glatt

Salz und Pfeffer

1/2 Limetten, Saft davon

Olivenöl

Zubereitung:

Die Quinoa in ein Sieb geben, abspülen und in Salzwasser aufkochen. Danach 15 Minuten bei schwacher Hitze köcheln lassen. Anschließend die Quinoa abkühlen lassen. Derweil die Tomaten, die Zwiebel und die Gurke in Würfel schneiden und in eine Schüssel geben. Die Petersilie hacken und hinzufügen. Nun das Öl und den Saft einer halben oder einer ganzen Limette zugeben, mit Pfeffer würzen und gut durchmischen. Solange die Quinoa auskühlt, die Schüssel in den Kühlschrank stellen. Die erkaltete Quinoa zu den anderen Zutaten geben und ggf. mit Pfeffer, Salz, Zitrone und Öl abschmecken.

Alles gut miteinander vermischen und als Vorspeise oder Beilage genießen, oder zum Grillen als Hauptspeise.

33. Reissalat

Zutaten:

200 g Langkornreis

75 g getrocknete Tomaten, in Öl

75 g Oliven, schwarz

1 Stängel Basilikum

4 EL Balsamessig, weißer

250 g Kirschtomaten

150 g Rucola (Rauke)

125 g Mini-Mozzarella

4 EL Olivenöl

1 Prise Zucker

Salz und Pfeffer, schwarzer

Zubereitung:

Der Langkornreis wird nach Anleitung zubereitet und anschließend zum Auskühlen beiseite gestellt. Nun die getrockneten Tomaten klein schneiden und die Kirschtomaten und Oliven jeweils halbieren. Den Rucola abspülen, verlesen und schneiden und zusammen mit dem Reis und allen anderen Zutaten in eine Schüssel geben und vermengen. Ein Dressing aus Essig, Öl, Zucker, Salz, Pfeffer und gehackten Basilikumblättern vorbereiten und erst kurz vor dem Verzehr auf den Reissalat träufeln.

34. Mini Frikadellen

Zutaten:

500 g Hackfleisch, gemischt

2 Eier

1 Zwiebel, klein gewürfelt

3 EL Semmelbrösel

2 Knoblauchzehen, gepresst

Paprikapulver, edelsüß

Senf

Salz und Pfeffer

Zubereitung:

Das Hackfleisch mit Eiern, Knoblauch, Senf, Semmelbröseln und Zwiebeln vermengen und mit Salz und Pfeffer, sowie Paprika würzen. Die Hände anfeuchten und aus dem Fleischteig kleine Bällchen formen und flach drücken. In den Kühlschrank stellen und für 1 Stunde ziehen lassen. In einer Pfanne bei mittlerer Hitze etwas Öl erhitzen und die Frikadellen unter Wenden braten, bis diese knusprig braun sind. Die Mini Frikadellen lassen sich warm und kalt genießen.

35. Kleine Pizza Muffins

Zutaten:

360 g Mehl

1 Pck. Trockenhefe

200 g Milch

4 EL Olivenöl

1 Ei

2 Prisen Salz

1 Prise Zucker

10 Oliven, ohne Stein, in Ringen

120 g würzige Salami, am Stück (z. B. Chorizo)

120 g Käse, geriebenen

5 getrocknete Tomaten, in Öl

3 Prisen Kräuter der Provence

Zubereitung:

Zunächst die trockenen Zutaten wie Mehl, Zucker, Salz und Hefe in eine Schüssel geben und mischen. Dann die nassen Zutaten wie Ei, Milch und Öl hinzufügen und zu einem glatten Teig verkneten. Abgedeckt beiseitestellen.

Salami, Tomaten und Oliven klein schneiden und zusammen mit der Hälfte des Käses zum Teig geben und verkneten. Die Zutaten für die Pizza Muffins sind dabei natürlich optional und können nach Belieben variiert werden.

Aus dem Teig 6–8 Kugeln formen, mit Mehl bestäuben, in eine Muffinform setzen und darin noch einmal gehen lassen. Anschließend den restlichen Käse auf die Muffins verteilen und im vorgeheizten Backofen bei 180 Grad rund 20 Minuten backen. Die Pizza Muffins schmecken nicht nur warm, sondern auch kalt!

36. Kartoffelsuppe

Zutaten:

750 g Kartoffeln, festkochend

3 Paprikaschoten, rot

2 Möhren

1 1/2 Liter Gemüsebrühe

3 Lorbeerblätter

4 große Zwiebeln

2 Zehen Knoblauch

500 g Rinderhackfleisch

1 EL Paprikapulver, edelsüß

1 TL Paprikapulver, rosenscharf

1 TL Thymian

Salz

4 EL Olivenöl

Zubereitung:

Kartoffeln, Paprikaschoten und Möhren waschen, schälen und in Würfel schneiden. Das Gemüse zusammen mit der Gemüsebrühe und Lorbeerblättern in einen großen Topf geben und zum Kochen bringen. Anschließend zugedeckt 25 Minuten gar kochen.

Derweil die Zwiebeln in feine Würfel schneiden, den Knoblauch schälen und längs in feine Scheiben schneiden. Einen weiteren Topf nehmen, Zwiebeln und Knoblauch hineingeben und in Olivenöl anbraten, bis die Zwiebeln glasig sind. Nun das Hackfleisch hinzufügen und anbraten. Sobald das Hackfleisch leicht gebräunt ist, Paprika edelsüß und Paprika rosenscharf unterrühren. Etwa 5 Minuten vor Ende der Bratzeit das Hackfleisch in die Suppe geben und mit etwas Salz und Thymian verfeinern.

Als Beilage eignet sich Fladenbrot, aber auch Landbrot oder Weißbrot.

Die Kartoffelsuppe schmeckt auch in zwei weiteren Variationen hervorragend:

Anstatt 500 g Rinderhackfleisch in

die Suppe zu geben, können auch 300 g Bratwurstbrät und 200 g Rinderhack dazu gegeben werden.

Bunt wird es, wenn anstelle von 3 Paprikaschoten je eine rote, eine grüne und eine gelbe Paprika verwendet werden.

37. Rote Bete Salat mit Schafskäse

Zutaten:

1 kg Rote Bete, am besten schon geschält und gekocht

200 g Schafskäse

80 g Walnüsse

3 EL Balsamico

10 EL Öl

1 TL Senf

1 TL Zucker, Honig oder Ahornsirup

Salz

Basilikum

Zubereitung:

Die Rote Bete in Scheiben schneiden und auf einem Teller anrichten. Den gewürfelten Schafskäse darüber geben und mit gehackten Walnüssen und Basilikumblättern garnieren. Dazu ein Dressing zubereiten, indem zunächst Salz und Zucker in Balsamico aufgelöst wird und anschließend Senf und tropfenweise Öl hinzugefügt wird. Alles gut verrühren und über den Salat geben.

38. Nudelauflauf mit Tomaten Mozzarella

Zutaten:

400 g Rigatoni oder Penne

1 Zwiebel

2 Zehen Knoblauch

1 Chilischote

500 g passierte Tomaten

1 Becher Sahne

50 g Parmesan, frisch gerieben

125 g Mozzarella

400 g Cherrytomaten

1 Bund Basilikum

Etwas Olivenöl

n. B. Salz und Pfeffer, schwarzer

Zucker

Zubereitung:

Zunächst den Ofen auf 200 Grad vorheizen. Zwiebeln und Knoblauch schälen und fein schneiden bzw. hacken. Nun die Chili entkernen und ebenfalls fein hacken. Als Nächstes die Cherrytomaten waschen und halbieren. Basilikumblätter waschen, trocken tupfen und in feine Streifen schneiden. Nun noch den Mozzarella würfeln und den Parmesan reiben.

Einen großen Topf nehmen, darin Salzwasser zum Kochen bringen und die Nudeln garen. Olivenöl in einer Pfanne erhitzen und Zwiebeln, Knoblauch und Chili anschwitzen. Die passierten Tomaten in die Pfanne geben und nach kurzer Kochzeit den Parmesan und die Sahne einrühren. Salzen und pfeffern und ggf. eine Prise Zucker hinzufügen. Die fertigen Nudeln in die Pfanne zur Sauce geben und nochmals kurz köcheln lassen.

Anschließend die Cherrytomaten, die Hälfte der Mozzarella Würfel, sowie die geschnittenen Basilikumblätter unterheben. Alles in eine Auflaufform geben, mit dem übrigen Mozzarella bestreuen und für ca. 20 Minuten im Backofen fertig backen. Dazu passt ein grüner Salat.

39. Gyros Schicht Salat

Zutaten:

Für den Salat:

1/2 Kopf Eisbergsalat

500 g Gyros, fertig gewürzt

1 Zwiebel, rot

2 Paprikaschoten, orange

1 kl. Dose Mais

250 g Cocktail- oder Datteltomaten

250 g Krautsalat

n. B. Peperoni, mild

Für das Dressing:

250 g Magerquark

2 TL gehäuft, scharfes Ajvar

1 Spritzer   Süßstoff

1 Zehe Knoblauch, oder nach Belieben

n. B. Milch, 1,5 %, zum cremig Rühren

Salz und Pfeffer

Zubereitung:

In einer beschichteten Pfanne ohne die Zugabe von Fett das Gyros braten und anschließend abkühlen lassen. In der Zwischenzeit alle Zutaten für den Salat putzen bzw. waschen und in kleine Stücke schneiden. Für das Dressing alle Zutaten zu einer dickflüssigen, pikanten Creme verrühren. Der Salat wird in einer Glasschüssel wie folgt geschichtet:

- Eisbergsalat
- Rote Zwiebel
- Gyros
- Paprika (in Streifen)

- Mais

- Cocktailtomaten (halbiert)

- Dressing

- Krautsalat

- Und Peperoni zum Garnieren.

Bei Zimmertemperatur und mit frischem Fladenbrot genießen. Man kann auch eingelegte Feta-Würfel, Zucchini oder gebratene Aubergine hinzufügen. Statt Gyros eignen sich auch Tatar oder Lamm Hack. Wenn es schnell gehen muss, kann man das Dressing durch leicht verdünntes Tzatziki ersetzen und statt Magerquark auch Sour Cream oder Frühlingsquark nehmen.

40. Lendentopf

Zutaten:

2 Zehen Knoblauch, gehackt

3 Zwiebeln, in Ringe geschnitten

150 g Crème fraîche oder Schmand

200 g Schlagsahne

100 ml Ketchup (Curry-Ketchup)

800 g Schweinefilet, in 2 cm dicke Medaillons geschnitten

150 g Räucherbauch oder

15 Scheibe/n Bacon

Öl

Salz und Pfeffer, weißer

Zubereitung:

Die Schweinefilets in Öl für 2 Minuten je Seite braten und mit Salz und Pfeffer würzen. Nun im Bratfett die Zwiebeln anschwitzen und würzen. Sahne, Ketchup, Crème fraîche und Knoblauch miteinander verrühren.

In einer Auflaufform abwechselnd Schweinefilet und Räucherbauch schichten. Darauf die Zwiebeln verteilen, die Soße darüber geben und im Ofen bei 175 Grad backen.

41. Suppe von rotem Curry

Zutaten:

1 Bund Lauch

1 TL Ingwer, frisch gerieben

1/2 TL Curry, roter

3 Tomaten

100 g schwarze Linsen, alternativ rote

400 ml Gemüsebrühe

400 ml Kokosmilch

2 Zweige Koriandergrün

2 Kaffir-Zitronenblätter oder Zitronengras

Öl

Zubereitung:

Zunächst den Lauch putzen, waschen und ringförmig schneiden, den Ingwer reiben und die Linsen waschen. Die Tomaten ebenfalls waschen, das Kerngehäuse entfernen und anschließend in Würfel schneiden. Um das Aroma des Zitronengrases freizusetzen, diese zunächst der Länge nach mit einem Esslöffel oder dem Messerrücken anklopfen. Den Koriander klein schneiden.

In einem Topf etwas Öl erhitzen und den Lauch darin kurz angehen lassen. Curry hinzugeben und ebenfalls kurz anschwitzen. Anschließend mit Brühe auffüllen, die Kokosnussmilch, Ingwer, Linsen und Zitronengras hinzufügen und aufkochen. Alles für rund 15 Minuten köcheln lassen, bis die Linsen weich sind.

Erst danach die Tomatenwürfel und den Koriander zur Suppe hinzugeben und kurz darin erwärmen.

42. Leckere China Nudeln

Zutaten:

2 Pck. Nudeln, (Chinanudeln, Mie-Nudeln) = 500 g

1 kleiner Chinakohl

1 Bund Frühlingszwiebeln

1 Bund Möhren

600 g Hähnchenfleisch

Sojasauce, dunkel

Gewürzmischung Chinagewürz

Salz und Pfeffer

Zubereitung:

Das Hähnchenfleisch in dünne Streifen schneiden, in Sojasauce einlegen und für ca. 2 Stunden im Kühlschrank ruhen lassen.

Das Gemüse waschen bzw. putzen und nun die Möhren stifteln, die Frühlingszwiebeln in Ringe schneiden und den Chinakohl in Streifen. Anschließend das Fleisch kurz im Wok oder im Topf anbraten und beiseite stellen. Nun das Gemüse darin andünsten und die Chinanudeln nach Packungsangabe zubereiten. Zu guter Letzt alle Zutaten in einen Topf geben, würzen und Sojasauce hinzufügen, bis die Nudeln dunkel sind.

43. Spaghetti Muffins

Zutaten:

250 g Spaghetti

70 g Bacon oder Edelschinkenwürfel

1 Schalotte

100 g Parmesan oder Grana Padano

3 Eigelbe

200 ml Schlagsahne

Salz und Pfeffer

Zubereitung:

Spaghetti in Salzwasser garen und die Schalotte fein würfeln. In einer Pfanne den Speck bei kleiner Hitze auslassen und die Schalotten hinzufügen. Eine Muffinform einfetten, mithilfe einer Gabel und einem Löffel aus den Spaghetti kleine Nester formen und in die einzelnen Formen geben. Anschließend den Käse reiben und mit Sahne und den Eigelben verrühren. Speck und Zwiebel hinzugeben und mit Salz und Pfeffer abschmecken. Nun in die Formen zuerst je einen Esslöffel Ei-Flüssigkeit geben und danach die übrige Ei-Masse verteilen. Im vorgeheizten Backofen bei 180 Grad ca. 25 Minuten backen.

Für die vegetarische Variante 100 g Erbsen in 1 EL Butter für 5 Minuten dünsten und zur Käse-Ei Mischung geben.

44. Saftiges Ofengemüse

Zutaten:

1 kg Gemüse, wie z. B. Zucchini, Möhre, Paprika, Kohlrabi, Blumenkohl, Aubergine, Brokkoli, Fenchel, Kartoffel

3 EL Olivenöl

Etwas Thymian

Salz

Schwarzer Pfeffer, frisch gemahlen

Zubereitung:

Für das Ofengemüse nach Geschmack, jedoch möglichst farblich abwechslungsreiches Gemüse wählen und alles gut waschen. Den Ofen auf 200 Grad vorheizen.

Die Paprika, die Kartoffeln und den Fenchel vierteln. Die Zwiebeln, die Tomaten und die Möhren halbieren. Vom Brokkoli und Blumenkohl Röschen abtrennen und deren Stiele jeweils zweimal einschneiden. Die Zucchini, die Aubergine, sowie den Kohlrabi in 2--3 cm dicke Scheiben und Sellerie und Lauch in Abschnitte schneiden.

Ein Backblech mit Öl beträufeln und das Gemüse darauf verteilen. Nun getrockneten Thymian darüber streuen, salzen und pfeffern und für 35 Minuten in der Mitte des Backofens garen. Eher weiches Gemüse wie Tomaten und Aubergine evtl. erst zehn Minuten später hinzugeben.

Dieses vielseitige Rezept lässt sich hervorragend als warme oder kalte Beilage, als Vorspeise oder auch als kleine Nascherei für zwischendurch, bis hin zum leichten Gericht am Abend und zu Salaten anwenden.

45. Frische Sour Cream

Zutaten:

300 g saure Sahne

250 g Schmand oder Crème fraîche

Salz und Pfeffer, schwarzer

1 Bund Schnittlauch

1 Bund Petersilie

4 Frühlingszwiebeln

1/2 Zitronen, unbehandelte

evtl. Knoblauch

evtl. Chilipulver

evtl. Paprikaschoten, rote

Zubereitung:

Zunächst die saure Sahne und den Schmand, optional Crème fraîche, in einer Schüssel miteinander verrühren und salzen und pfeffern. Die Kräuter waschen, mit einem Küchentuch trocken tupfen und fein hacken. Nun die Frühlingszwiebeln der Länge nach halbieren und anschließend in dünne Halbringe schneiden. Frühlingszwiebeln und Kräuter zur Schmand-Sahne-Mischung geben und gut verrühren. Etwas Schale von der Zitrone abreiben und diese anschließend auspressen. Die abgeriebene Schale und den Saft zur Creme hinzugeben und miteinander vermengen. Nach 20 Minuten ist die Sour Creme gut durchgezogen und passt hervorragend zu Grillfleisch, als Dip, zu Pellkartoffeln oder frischem Brot.

Für eine kräftigere Variante der Sour Creme kann noch gepresster Knoblauch und Chili Pulver hinzugefügt werden. Auch kleine rote Paprikawürfel eignen sich gut darin.

46. Käse Couscous Bratlinge

Zutaten:

200 g Couscous, instant

n. B. Gemüsebrühe

2 Eier

150 g Käse, geriebener (z. B. Emmentaler oder Gouda)

n. B. Semmelbrösel

1 TL Petersilie

Etwas Salz und Pfeffer

Thymian

Kurkuma

Kreuzkümmel

Paprikapulver, edelsüß

Zubereitung:

Den Couscous mit heißer Gemüsebrühe übergießen, quellen lassen und zum Abkühlen beiseite stellen. Anschließend den geriebenen Käse, die Eier, die Petersilie und so viel Semmelbrösel hinzufügen, dass daraus eine formbare Masse entsteht. Mit den Gewürzen verfeinern und aus der Masse kleine Bratlinge formen. In der Pfanne die Bratlinge von beiden Seiten knusprig und goldbraun braten.

47. Hummus

Zutaten:

1 Dose Kichererbsen (400–500 g)

2 EL Sesampaste (Tahina)

Zitronensaft von 2 oder 3 Zitronen

4 Knoblauchzehen, durchgepresst

1 Bund Petersilie, kein Muss, dient nur zur Deko

Öl, neutrales, nichts Bitteres

2 EL Kreuzkümmelpulver (Cumin), evtl. mehr

1 Chilischote, scharfe, getrocknet, fein gehackt

1 EL Currypulver

Salz und Pfeffer, weißer

evtl. Paprikapulver, rosenscharf

Fladenbrot, türkisch oder arabisch, knusprig aufgebacken

Zubereitung:

Für das Hummus können auch frische Kichererbsen verwendet werden – die Zubereitung dauert dann aufgrund der Einweich- und Kochzeit entsprechend länger. Geschmacklich macht das allerdings keinen Unterschied. Die Kichererbsen aus der Dose sollten aber eine gute Qualität haben.

Beim Abseihen der Kichererbsen die Flüssigkeit auffangen und die Erbsen anschließend mit Knoblauch, der Tahina, dem Curry, der Chilischote, etwas Salz und 2 EL Cumin in den Mixer geben. Vom

Zitronensaft vorerst nicht alles hinzugeben; lieber später noch etwas hinzugeben. Etwa ein Glas der aufgefangenen Flüssigkeit hinzugeben, sowie 3–4 EL Öl und anschließend mixen.

Wenn die Konsistenz noch zu zäh ist, schlückchenweise Kichererbsenflüssigkeit hinzugeben, bis das Ganze schön cremig ist. Nun noch nach Belieben mit Salz, weißem Pfeffer, Cumin und Zitronensaft abschmecken und alles mit Klarsichtfolie abgedeckt für 2 Stunden ruhen lassen.

Das Hummus auf eine tiefe Platte geben, mit Petersilie verzieren und zu frischem Fladenbrot genießen. Für eine würzigere Variante kann zuvor auch ein Gemisch aus Rosenpaprika und Öl über das Hummus geträufelt werden.

48. Quinoa Bratlinge

Zutaten:

200 g Quinoa

1 mittelgroße Möhre

1 Stange Lauch

1 Zwiebel

1 EL Butter oder Margarine

1/2 TL Curry

1/2 TL Kurkuma

500 ml Gemüsebrühe

1 Ei

50 g Sonnenblumenkerne, gehackt

50   g   Sonnenblumenkerne, gemahlen

4 EL feine Haferflocken, Vollkorn

Kräutersalz

Pfeffer, aus der Mühle

Palmfett, zum Ausbacken

Zubereitung:

Zunächst die Quinoa auf ein Haarsieb geben, mit heißem Wasser übergießen und abtropfen lassen. Die Möhre fein raspeln und den Lauch putzen, abspülen und in feine Ringe schneiden. Die Zwiebeln in Würfel schneiden und dünsten, Quinoa, Kurkuma und Curry hinzugeben und ebenfalls kurz anbraten. Die Gemüsebrühe aufgießen und kurz aufkochen lassen. Den Deckel auflegen und die Quinoa etwa 10 Minuten bei mittlerer Hitze quellen lassen.

Die Lauchringe und die geraspelte

Möhre zur Quinoamasse geben und für weitere 10 Minuten garen. Anschließend die Masse abkühlen lassen.

Im Anschluss daran das Ei, die Haferflocken, Sonnenblumenkerne und -mehl hinzugeben, gut miteinander vermengen und mit Kräutersalz und Pfeffer würzen. In einer Pfanne etwas Kokosfett erhitzen. Währenddessen aus der Masse etwa 20 Bratlinge formen und unter Wenden knusprig braun fertig backen. Besonders gut schmecken die Bratlinge mit Salat und Tomatensauce.

49. Leckere Empanadas

Zutaten:

Für den Teig:

200 g Dinkelmehl (Type 630)

1 TL Backpulver

1/2 TL Salz

150 g Magerquark

1 Ei

1 EL Olivenöl

Für die Füllung:

1 mittelgroße Zwiebel, fein gehackt

2 Zehen Knoblauch, fein gehackt

1 EL Olivenöl

500 g Tomaten, stückige

2 EL Oliven, gehackt

200 g Kidneybohnen

2 EL Tomatenmark

100 g Parmesan, frisch gerieben

1 Peperoni, fein gehackt

2 EL Petersilie, fein gehackt

Salz und Pfeffer

n. B. Milch zum Bepinseln

Zubereitung:

Aus Dinkelmehl, Backpulver, Salz, Magerquark, Ei und Olivenöl einen Teig kneten und anschließend für 20 Minuten im Kühlschrank ruhen lassen. Währenddessen in einer Pfanne Öl erhitzen und den Knoblauch und die Zwiebeln darin glasig anschwitzen. Die Tomaten und das Tomatenmark, zusammen mit den Kidneybohnen und den Oliven hinzugeben und für 10 Minuten auf mittlerer Hitze kochen lassen. Mit einer Gabel alles leicht zerdrücken, Peperoni, Parmesan und gehackte Petersilie hinzugeben und mit Salz und Pfeffer würzen.

Anschließend abkühlen lassen.

In der Zwischenzeit den Teig auf etwa 5 mm Dicke ausrollen und Kreise mit einem Durchmesser von 10–15 cm ausstechen. Ein Backblech mit Backpapier auslegen. Die Füllung mittig auf die Teigkreise geben und zusammenklappen. Mithilfe einer Gabel die Ränder andrücken und die Empanadas auf das Backblech legen. Nun noch mit Milch bepinseln und für 15 bis 20 Minuten bei 180–200 Grad fertig backen.

50. Linsen-Mangold

Zutaten:

250 g Mangold

250 g Linsen, rote

2 Zwiebeln

2 Zehen Knoblauch

2 EL Sesam

2 EL Butter

400 ml Kokosmilch

400 ml Gemüsebrühe

1 Stück Ingwer (ca. 2–3 cm)

2 EL Zitronensaft

1 TL Kreuzkümmel

1/2 TL Kurkuma

Salz

Zubereitung:

Zunächst die Zwiebeln schälen und fein würfeln; den Knoblauch, sowie den Ingwer ebenfalls schälen und hacken. Den Mangold waschen, die Blätter in feine Streifen schneiden und die Stiele würfeln. In einem Sieb die Linsen abspülen und gut abtropfen lassen.

In einer Pfanne etwas Butter erhitzen und die Zwiebeln, den Knoblauch und den Ingwer hineingeben. Alles glasig anschwitzen, Kreuzkümmel, Kurkuma und Sesam hinzufügen und kurz mitbraten. Die Brühe aufgießen und Kokosmilch, Linsen und Mangold dazugeben. Das Linsen-Mangold-Curry mit Salz würzen und bei mittlerer Hitze für etwa 15 Minuten kochen. Mit Zitronensaft und gegebenenfalls Salz vor dem Servieren abschmecken.

51. Quiche

Zutaten:

250 g Mehl

160 g Butter, eiskalte

1 Ei

1 Prise Salz

100 g Speck, gewürfelter

Etwas Butter, zum Anbraten

1 Zwiebel, gewürfelt

1 Stange Porree

4 große Eier

250 ml Sahne

1 Prise Pfeffer

Etwas Mehl, für die Arbeitsfläche

Zubereitung:

Für diese Quiche wird eine Form mit einem Durchmesser von 28–30 cm benötigt.

Auf der Arbeitsfläche Mehl häufen und eine Mulde eindrücken. Ein Ei in die Mulde geben und eiskalte Butter hineinreiben. Eine Prise Salz hinzufügen und das Ganze zügig zu einem glatten Teig verkneten. In Frischhaltefolie eingewickelt für etwa 30 Minuten in den Kühlschrank stellen.

Den Porree waschen, halbieren und in Halbringe schneiden, die Zwiebel schälen und in Würfel schneiden. In einer Pfanne etwas Butter erhitzen und den gewürfelten Speck darin anbraten. Zwiebelwürfel und Porree zum Speck geben.

Auf einer bemehlten Arbeitsfläche den Mürbeteig ausrollen und anschließend in die Quicheform geben. Den Teig fest andrücken. In einer Schüssel die Eier und die Sahne, zusammen mit dem Speck, der Zwiebeln, dem Porree und Pfeffer verrühren und auf den Teig geben. Im vorgeheizten Backofen bei 180 Grad in 35 Minuten fertig backen.

52. Bunter Gemüse Hackfleisch Eintopf

Zutaten:

1 mittelgroße Zwiebel

2 EL Olivenöl oder anderes Öl

400 g Hackfleisch, gemischt

2 Zehen Knoblauch

4 große Kartoffeln

1 gr. Dose Tomaten, stückige oder püriert

500 ml Rinderbrühe oder Gemüsebrühe

4 mittelgroße Karotten

1 mittelgroße Paprikaschote, rot oder andere Farbe

1 Stange Porree

1 EL Kräuter, evtl. getrocknet (z. B. Majoran, Thymian, Oregano)

evtl. Mais, Erbsen, Brokkoli

Kräutersalz

Pfeffer

Zubereitung:

In einem großen Topf Olivenöl erhitzen und die gewürfelte Zwiebel darin glasig andünsten. Hackfleisch hinzugeben und krümelig braten. Kartoffeln schälen, in Würfel schneiden, zum Hackfleisch geben und alles mit Dosentomaten und Brühe aufgießen. Knoblauch pressen und zusammen mit gemahlenem Pfeffer und den Kräutern in den Topf geben. Anschließend die Karotten in schmale Scheiben schneiden und nach 15 Minuten Kochzeit in den Topf geben. Den Porree putzen und in Scheiben schneiden, die Paprika in Würfel oder Streifen und alles nach weiteren 10 Minuten in den Topf geben. Den Eintopf etwa 10 Minuten köcheln lassen, mit Kräutersalz würzen und vor dem Servieren mit Petersilie bestreuen.

Der Eintopf kann nach Belieben variiert werden. Es eignen sich auch Erbsen, Mais oder Brokkoliröschen als Zusatz oder um einzelne Zutaten zu ersetzen.

53. Mildes Chicken Korma

Zutaten:

1 Zwiebel

2 EL Mandelblättchen

1 EL Kokosraspel

400 g Sahne, oder halb Sahne und halb Cremefine

500 g Hähnchenbrustfilet

1 große Tomate

1/2 TL Salz

1/2 TL Paprikapulver, mild

1 TL Currypulver

1 TL Gewürzmischung (Garam Masala)

1 TL Kardamom

1 Zehe Knoblauch

Öl

Zubereitung:

Die Zwiebel, die Tomate und den Knoblauch in Würfel schneiden und das Hähnchen in mundgerechte Stücke. In einem Topf etwas Öl erhitzen und darin Knoblauch und Zwiebel goldbraun anbraten. Curry und Salz hinzugeben und unter Rühren 2 Minuten weiter braten. Garam Masala, Kardamom und Paprika dazugeben und nochmals gut umrühren. Die Tomatenwürfel hinzugeben und alles so lange verrühren, bis die Tomatenwürfel nicht mehr zu erkennen sind. Nun das Hähnchen hineingeben und unter permanentem Rühren für etwa 5 Minuten anbraten. Wichtig ist, dass nichts anbrennt. Nun noch die Sahne hinzufügen, sowie die Kokosraspeln und die Mandeln und 10 Minuten köcheln lassen. Hin und wieder umrühren und gegebenenfalls nachsalzen.

Als Beilage eignet sich Naan Brot oder Reis. Wer nichts für Kokos oder Kardamom nichts übrig hat, kann es auch weglassen.

54. Gulasch

Zutaten:

3 kg Rindfleisch für Gulasch (möglichst im Ganzen!)

2 kg Zwiebeln

Paprikapulver, scharf oder edelsüß oder gemischt

Salz und Pfeffer

Majoran

Essig

Knoblauch

Chilischote, nur für jene, die's ganz
scharf lieben

Kümmel, gemahlen, nach Wunsch

100 g Butter oder Schmalz

Zubereitung:

Zunächst die Zwiebeln schälen und in Halbringe oder Würfel schneiden. Reichlich Butter oder Schmalz in einem großen Kessel auf niedriger Stufe erwärmen.

Der nächste Schritt kann auch weggelassen werden: Etwas Öl in eine große Pfanne geben, das Fleisch kurz darin scharf anbraten, damit die Poren sich schließen können und anschließend in den Kessel geben. Wenn man diesen Schritt umgehen möchte, gibt man das Fleisch ungebraten in den Kessel.

Zwiebeln roh in den Kessel geben und gut mit dem Fleisch vermengen. Es wird kein Wasser benötigt – wird der Kessel zugedeckt, entsteht der Saft von allein. Das Fleisch weiterhin auf kleiner Stufe garen. Hin und wieder umrühren. Nach etwa 30–45 Minuten bedeckt der Eigensaft des Fleisches die Fleisch-Zwiebel-Mischung – nun können die Gewürze hinzugefügt werden. Anschließend immer wieder kurz umrühren und den Deckel danach wieder gut verschließen. Auf kleinster Stufe das Gulasch für mindestens 4 Stunden einkochen lassen, zwischendurch immer wieder durchrühren. Im Anschluss den Herd ausschalten und das Gulasch bis zum nächsten Tag auf dem Herd ruhen lassen.

Am Morgen danach den Herd wieder auf kleinster Stufe aufdrehen, das Gulasch gelegentlich umrühren und gegebenenfalls nach Geschmack nachwürzen. Bis zum Mittag ist das Gulasch fertig gekocht und kann abgekühlt hervorragend portionsweise eingefroren werden.

55. Rote Linsensuppe

Zutaten:

25 g Butter

2 Zehen Knoblauch, zerdrückt oder grob gehackt

1 Zwiebel, gehackt

1/2 TL Kurkuma

1 TL Gewürzmischung (Garam Masala)

1/4 TL Chilipulver

1 TL Kreuzkümmel, gemahlen

1 kg gehackte Tomaten, aus der Dose, abgetropft

175 g Linsen, rot

2 TL Zitronensaft

600 ml Gemüsebrühe, Fond oder Instant

300 ml Kokosmilch

Salz und Pfeffer

Koriandergrün, gehackt

Zitrone, in Spalten geschnitten

Zubereitung:

Eine kleine Schale nehmen und die Gewürze darin mischen. In einem Topf Butter zerlassen, Zwiebel und Knoblauch hinzugeben und unter Rühren 2–3 Minuten andünsten. Gewürze dazugeben und 30 Sekunden mitdünsten. Anschließend die Tomaten hinzugeben, sowie die Linsen und den Zitronensaft. Mit Gemüsebrühe und Kokosmilch aufgießen und aufkochen.

Mit reduzierter Hitze etwa 25–30 Minuten köcheln lassen; die Linsen sollten nun weich gekocht sein. Salzen und pfeffern und mit warmen Naan Brot genießen. Vor dem Servieren mit Zitronenspalten und Koriander garnieren.

56. Leckerer Taco Salat

Zutaten:

1 Eisbergsalat

500 g Hackfleisch, gemischt

1 Flasche Salsa

1 Dose Kidneybohnen

1 Dose Mais

3 Tomaten

2 Becher Schmand

n. B. Gouda, geriebener

1 Pkt. Tortillachips (Tacochips)

n. B. Schnittlauch oder Frühlingszwiebeln

Salz und Pfeffer

Paprikapulver, rosenscharf oder Tacogewürzmischung

Zubereitung:

Das Gemüse waschen bzw. putzen, Bohnen und Mais in einem Sieb abtropfen lassen. Den Salat klein schneiden und in eine Salatschüssel geben. Schnittlauch und Frühlingszwiebeln klein schneiden und mit Schmand, Salz und Pfeffer vermischen.

In einer Pfanne etwas Öl erhitzen, das Hackfleisch hineingeben und mit Salz und Pfeffer, sowie Paprikapulver und/oder Tacogewürzmischung würzen und krümelig anbraten. Das Hackfleisch abgekühlt auf den Salat geben.

Salsa, Bohnen, Mais und klein geschnittene Tomaten, sowie den vorbereiteten Schmand darüber geben und verteilen. Geriebenen Gouda darüber streuen und erst vor dem Servieren mit Tacochips garnieren, da diese sonst weich werden. Der Salat als solches kann aber problemlos auch am nächsten Tag gegessen werden.

Alternativ kann das Hackfleisch auch zusammen mit Peperoni angebraten oder Knoblauch in den Schmand hineingepresst werden.

57. Stew

Zutaten:

6 Tomaten

1 Dose Kidneybohnen

2 Zwiebeln

1 EL Erdnussbutter, cremige (creamy)

2 TL Sambal Oelek

1 TL Kreuzkümmel

2 Knoblauchzehen

Salz

Rapsöl

Zubereitung:

Einen Wok nehmen und Öl darin erhitzen, Zwiebeln und Tomaten in Würfel schneiden und dann zuerst die Zwiebeln darin glasig dünsten und dann die Tomaten hinzugeben. 5–10 Minuten köcheln lassen.

Bohnen in einem Sieb abtropfen lassen. Knoblauch in feine Scheiben schneiden und zusammen mit Kreuzkümmel, ‚creamy‘ Erdnussbutter, Sambal Oelek und den Bohnen in den Wok geben. Mit Salz würzen und 3 Minuten köcheln lassen. Dazu passt Couscous oder Reis.

58. Käse Zucchini Omelett

Zutaten:

2 kleine Zucchini, ca. 20 cm groß

2 EL Sonnenblumenöl oder Olivenöl

4 Eier

4 EL Milch

1 EL Petersilie, frisch gehackt

50 g Gouda, frisch geraspelt

1 TL Gemüsebrühe, gekörnte

Salz und Pfeffer, frisch gemahlen

Zubereitung:

Zunächst die Zucchini waschen, den Blütenansatz und Stiel entfernen und anschließend in Stifte schneiden. In der Pfanne mit etwas Öl goldbraun braten und mit Salz und Pfeffer abschmecken.

Die Hitze reduzieren und in einer kleinen Schüssel die Eier, die Milch, Käse, Petersilie und Brühe miteinander verquirlen. Die Mischung in die Pfanne zu den Zucchinis geben, den Pfannendeckel auflegen und das Omelett stocken lassen.

Zum Omelett passt ein frischer Blatt- oder Tomatensalat.

59. Hähnchenfrikassee

Zutaten:

400 g Hähnchenbrustfilet

1 kl. Dose Champignons

1 kl. Dose Erbsen mit Möhren

400 ml Milch, 0,3 % Fett

2 EL Weißwein, trocken

4 TL Speisestärke

100 ml Brühe

1 TL Öl (Sonnenblumenöl)

1 Glas Spargel in Stücken

Salz und Pfeffer

Zubereitung:

Das Hähnchenbrustfilet klein schneiden und mit Salz und Pfeffer würzen. Einen Teflontopf nehmen, mit etwas Öl auspinseln und das Fleisch darin anbraten. Brühe und Weißwein aufgießen und das Fleisch mit geschlossenem Deckel fertig garen.

Erbsen, Möhren, Spargel und Pilze in einem Sieb abtropfen lassen und anschließend hinzugeben. Milch und Speisestärke dazugeben, erneut kurz aufkochen lassen und mit Salz und Pfeffer abschmecken.

60. Chop Suey

Zutaten:

3 Zwiebeln

550 g Hähnchenbrustfilet

350 g Champignons

200 g Sojasprossen

2 Paprikaschoten, rote

14 TL Sojasauce

2 TL Öl, neutrales, z. B. Rapsöl

4 TL Stärkemehl

400 ml Gemüsebrühe oder -fond

1 TL Sambal Oelek

1 Prise Zucker

2 TL Öl, z. B. Sesamöl

12 EL Reis, gekochten

Zubereitung:

Die Sojasprossen in einem Sieb waschen und gut abtropfen lassen. Die Zwiebeln fein würfeln, die Champignons vierteln und die Paprika in schmale Streifen schneiden. Das Hähnchen in mundgerechte Stücke schneiden, in 2 TL Sojasauce marinieren und anschließend in etwas Pflanzenöl kurz anbraten. Danach aus der Pfanne nehmen und zur Seite stellen. Im Bratfond Zwiebeln, Pilze und Paprika anbraten.

Stärkemehl mit Gemüsebrühe anrühren, zum Gemüse in die Pfanne geben und kurz aufkochen. Die Sojasprossen hinzugeben, für 3 Minuten mitkochen und erst dann 12 TL Sojasauce, einen leicht gehäuften TL Sambal Oelek, sowie eine Prise Zucker dazu geben.

Das Hähnchen mit dem Chop Suey mischen, etwa 2 TL Sesamöl hinzugeben und mit Reis servieren.

61. Eintopf mexikanischer Art

Zutaten:

300 g Hackfleisch, gemischt

1 Ei

2 EL Haferflocken, kernige

Salz und Pfeffer

1 TL Senf, mittelscharfer

2 EL Öl (Sonnenblumenöl)

2 Zwiebeln

1 Zehe Knoblauch

2 Paprikaschoten, rote

1 kleine Chilischote, rot

1 Stange Porree

300 ml Gemüsebrühe

1 Dose Tomaten, geschälte (800 g)

2 mittelgroße Zucchini (ca. 400 g)

1 Dose Kidneybohnen (250 g)

1 Dose Mais (140 g)

Zubereitung:

Zunächst das Hackfleisch, zusammen mit Ei, Haferflocken, Salz, Pfeffer und Senf in eine Schüssel geben und miteinander verkneten. Aus dem Teig kleine Klöße formen und im Topf in heißem Öl anbraten. Anschließend beiseite stellen.

Die Paprikaschoten in Würfel schneiden, die Chilischote hacken, Zwiebeln und Knoblauch zerkleinern. Den Porree der Länge nach halbieren und dann in Halbringe schneiden. Nun alles im verbliebenen Fett anschwitzen. Die

Brühe dazugeben, zum Kochen bringen und zugedeckt mit reduzierter Hitze für 10 Minuten weiter dünsten.

Nun die Tomaten hinzugeben, erneut kurz aufkochen lassen, salzen und pfeffern und mit einem Pürierstab fein pürieren.

Mais und Bohnen abseihen, kalt abspülen und abtropfen lassen. Die Zucchinis waschen, der Länge nach halbieren und in gleich breite Scheiben schneiden. Mais, Bohnen und Zucchinis in den Topf geben und bei schwacher Hitze für etwa 8 weitere Minuten köcheln lassen.

Anschließend die Hackklößchen dazugeben, für maximal 5 Minuten erwärmen und gegebenenfalls mit Salz und Pfeffer nachwürzen.

62. Leckere Ajvar Suppe

Zutaten:

1 kg Hackfleisch

1 Zwiebel, gewürfelt

750 ml Wasser

3 Würfel Gemüsebrühe

250 ml Chilisauce

1/2 Glas Ajvar, mild (340 ml Glas)

1/2 Glas Ajvar, scharf (340 ml Glas)

200 g Schmelzkäse mit Kräutern

1 Becher Schmand

Zubereitung:

Zwiebel in Würfel schneiden und zusammen mit dem Hackfleisch anbraten. Wasser hinzugeben und mit den Brühwürfeln würzen. Chilisauce, Ajvar und Kräuterschmelzkäse hinzufügen, gut verrühren und für etwa 30 Minuten kochen lassen. Abschließend nur noch den Schmand unterziehen und genießen!

63. Frühlingsrollen

Zutaten:

Teig-Blätter (große Frühlingsrollenblätter), TK

500 g Hackfleisch vom Rind

2 EL Ingwer, fein gewürfelt

1 EL Knoblauchzehe, fein gewürfelt

1 TL Chilischote, fein gewürfelt

1 Zwiebel, rot, gewürfelt

2 Frühlingszwiebeln

5 Blätter Chinakohl

2 Möhren

150 g Sojasprossen

2 EL Sojasauce

1 EL Reiswein (Mirin) oder alternativ Sherry

Salz und Pfeffer

Zucker

1 EL Chilisauce, scharfe

2 EL Öl, neutrales

2 EL Öl (Sesamöl) aus gerösteter Sesamsaat

Chilisauce, süße

Zubereitung:

Die Frühlingsrollenblätter auftauen
lassen. Anschließend
herausnehmen und mit einem
feuchten Küchentuch abdecken.

Ingwer, Zwiebel, Knoblauch und
Chili fein würfeln, die
Frühlingszwiebeln in Ringe
schneiden und Chinakohl und
Möhren in Streifen. Neutrales Öl
mit Sesamöl mischen, im Wok
erhitzen und das Hackfleisch darin
krümelig anbraten. Ingwer,
Zwiebel, Knoblauch und Chili
hinzufügen. Frühlingszwiebeln,
Chinakohl und Möhren erst

dazugeben, wenn das Fleisch nicht mehr roh ist. Nun noch die Sojasprossen in den Topf geben und mit Soja- und Chilisauce verrühren. Mit Mirin, Salz, Pfeffer und Zucker würzen. Alles in ein Sieb geben – die Flüssigkeit dabei auffangen – und abkühlen lassen.

Den Backofen auf 200 Grad vorheizen. Die Teigblätter zurecht legen, die Füllung darauf geben und zu einer Rolle wickeln. Die Frühlingsrollen mit der Öffnung nach unten auf ein mit Backpapier ausgelegtes Backblech legen. Nun wieder neutrales Öl mit Sesamöl mischen und die Rollen damit bepinseln. Im Ofen in 15–20 Minuten knusprig goldbraun fertig backen.

Währenddessen die aufgefangene Flüssigkeit zurück in den Wok geben, mit Speisestärke abbinden und gegebenenfalls nachwürzen. Diese Sauce zusammen mit Chilisauce zu den Frühlingsrollen servieren.

64. Asia Nudelsuppe nach Teriyaki Art

Zutaten:

150 g Minutensteaks vom Rind

1 Beutel Maggi Würz-Paste zum Braten für Pak Choi Beef Teriyaki

1 Frühlingszwiebel

1 Möhre

1 Stück frischer Ingwer (à 1 cm)

1 Handvoll Brokkoli

1 Mini Pak Choi

50 g dünne Glasnudeln

4 Teelöffel Sojasauce

300 ml kochendes Wasser

Besonderes Zubehör

1 dichtes Schraub- oder Einmachglas

Zubereitung:

In einer Pfanne die Hälfte der Maggi Würz-Paste erhitzen und darin das Steak von beiden Seiten jeweils 30 Sekunden anbraten. Das Fleisch herausnehmen, mit der übrig gebliebenen Würz-Paste aus der Pfanne glasieren und anschließend 5 Minuten ruhen lassen. Dann das Fleisch in fingerdicke Scheiben schneiden und in einen Behälter geben.

Die Frühlingszwiebel in schmale Ringe schneiden, die Möhre mithilfe eines Sparschälers zu dünnen Streifen verarbeiten und vom Brokkoli Röschen abtrennen. Den Ingwer schälen und fein reiben. Den Pak Choi in dünne Streifen schneiden.

Sojasauce und die restliche Würz-Paste vermischen und mit dem Gemüse in ein dichtes Schraubglas (oder Einmachglas) geben. Die rohen Glasnudeln darüber geben und alles gut verschließen.

Vor dem Servieren ca. 300 ml Wasser aufkochen lassen und in das Schraubglas geben. Gut umrühren und wieder verschließen. Auf diese Weise für 8 bis 10 Minuten ziehen lassen. Nach der Hälfte der Zeit das Rindfleisch hinzugeben und warm genießen.

65. Schnelle Spinat Erbsen Cremesuppe

Zutaten:

400 g gehackter TK-Spinat

400 g junge TK-Erbsen

800 ml Gemüsebrühe

1 Schalotte

1 EL Öl

50 g Butter

2 EL Mehl

200 ml Sahne

Muskat

Salz und Pfeffer

2 EL Sesam

2 EL Kürbiskerne

2 EL gehackte Petersilie

Zubereitung:

Erbsen und Spinat auftauen, von den Erbsen 100 g beiseitelegen. Etwas Öl erhitzen und die gewürfelte Schalotte darin anschwitzen.

In einem Topf Butter schmelzen, Mehl hineinsieben und unter ständigem Rühren anrösten. Weiter rühren und dabei die Brühe nach und nach hinzugießen. Spinat, Schalotte und Erbsen hinzufügen, mit Salz, Pfeffer und Muskat abschmecken und bei mittlerer Hitze 10 Minuten köcheln lassen.

Den Topf von der Herdstelle nehmen und die Sahne einrühren.

In einem Standmixer die Suppe cremig pürieren, Kürbiskerne und Sesam hinzugeben und ebenfalls pürieren. Nun die beiseitegelegten Erbsen in die Suppe geben und alles in Gläser füllen. Vor dem Servieren mit Kürbiskernen, Sesam und Petersilie toppen.

66. Pulled Chicken Sandwich

Zutaten:

Für das Pulled Chicken:

2 Hähnchenbrustfilets

1 TL Maggi Ideen vom Wochenmarkt, Hühner Bouillon

250 ml Wasser

1 Päckchen Maggi Würz-Mix Hähnchen Mediterran

Für das Sandwich:

50 g Babyspinat

3 Tomaten

100 g Kräuterfrischkäse

1 Bund Schnittlauch

1 Ciabatta

Zubereitung:

Wasser aufkochen, die Hühner Bouillon hinzugeben und die Hitze auf die kleinste Stufe stellen. Das Hähnchen gründlich waschen, in den Topf geben und zugedeckt etwa 10 Minuten ziehen lassen.

Anschließend das Hähnchen herausnehmen und mithilfe von zwei Gabeln auseinanderzupfen. 2 EL Wasser mit Maggi Würz-Mix mischen und in einer beschichteten Pfanne erhitzen. Nun das Hähnchen in die Pfanne geben, gut verrühren und anschließend beiseite stellen.

Kräuterfrischkäse mit gehacktem Schnittlauch verrühren, Tomaten und Babyspinat waschen und trocken tupfen. Die Tomaten in schmale Scheiben schneiden und das Ciabatta der Länge nach halbieren.

Den Frischkäse jeweils auf beide Brothälften streichen. Eine Brothälfte mit Spinat, die andere mit Tomaten belegen. Das Pulled Chicken auf die Tomaten verteilen und beide Brothälften zu einem Sandwich zusammenklappen.

67. Außergewöhnliches Spinat Waffel Sandwich

Zutaten:

Für die Waffeln:

2 Eier

200 g Mehl

350 ml Milch

100 g frischer Spinat

1/2 TL Backpulver

1/2 TL Salz

1 EL Butter

Zum Belegen:

1 Avocado

100 g Frischkäse

200 g Räucherlachs

Salz, Pfeffer

Zubereitung:

Außer dem Spinat und der Butter werden alle Zutaten für die Waffeln in einen Food Processor gegeben und zu einem dickflüssigen Teig zubereitet. Geputzten Spinat hinzugeben und gleichmäßig verteilen.

Anschließend das Waffeleisen vorheizen und mit Butter einfetten. Mit einem Löffel den Teig aufs Eisen geben, ausbacken. Die fertigen Waffeln vierteln.

Nun die Avocado schälen, vom Kern befreien und in dünne Scheibchen schneiden. Auf je zwei Waffelstücke Frischkäse streichen, Avocado und Lachs darauf legen, salzen und pfeffern und mit einem weiteren Waffelstück zu einem Sandwich zusammenklappen.

68. Sandwich mit Süßkartoffeln und Ricotta

Zutaten:

1 kleine Süßkartoffel

1 vorgekochte Rote Bete Knolle

100 g Ricotta

2 EL Honig

3 Zweige Rosmarin

1 Handvoll getrocknete Cranberrys

2 Handvoll Feldsalat

4 Scheiben Pumpernickel

2 EL Pflanzenöl

Salz, Pfeffer

Zubereitung:

Den Ofen auf 190 Grad vorheizen und das Blech mit Backpapier auslegen. Die Süßkartoffeln waschen, deren Enden abschneiden und in etwa 2 cm dicke Scheiben schneiden. Die Scheiben großzügig mit Öl bestreichen, salzen und pfeffern und aufs Backblech legen. Im Ofen etwa 20 Minuten backen, bis sie goldbraun geworden sind.

Rosmarinnadeln fein hacken, mit Ricotta und Honig verrühren und mit Salz und Pfeffer abschmecken. Die Cranberrys grob hacken und die

Rote Bete in feine Scheibchen schneiden. Die Ricottacreme auf alle Pumpernickelscheiben streichen. Die Hälfte der Brotscheiben mit Süßkartoffeln und Rote Bete belegen. Darauf erneut etwas Ricottacreme streichen. Die Cranberrys auf die restlichen Brotscheiben streuen und Feldsalat darüber legen. Nun nur noch zwei unterschiedlich belegte Brothälften zusammenklappen und genießen. In Butterbrotpapier eingeschlagen ein perfekter Snack für unterwegs oder das Büro.

69. Linsen Taler mit Joghurt Dip

Zutaten:

Für die Taler:

200 g rote Linsen

300 ml Wasser

1 Zehe Knoblauch

2 Handvoll Babyspinat

80 g Panko-Mehl

Salz, Pfeffer

Olivenöl

Für den Joghurt-Minz-Dip:

4 EL griechischer Joghurt

2 EL Olivenöl

1 Knoblauchzehe

1 Handvoll Minze

1 kleine Zitrone

1/2 TL Chili-Pulver

1/2 TL Salz

1/2 TL Pfeffer

Zubereitung:

In einem Topf Wasser und Linsen etwa 10 Minuten köcheln lassen.

Knoblauch schälen. Pressen und mit dem Spinat zu den Linsen geben. Gut verrühren und dabei Panko-Mehl unterheben. Salzen und pfeffern und aus der Masse etwa 3 cm dicke Taler formen. Die Taler im heißen Öl von jeder Seite 3 Minuten anbraten.

In einer kleinen Schüssel Joghurt und Olivenöl verrühren und Knoblauch hineinpressen. Zitronenschale abreiben und den

Saft auspressen. Minzblätter fein hacken und mit der Zitronenschale und dem -saft zum Joghurt geben. Mit Salz, Pfeffer und Chilipulver verfeinern.

70. Zucchini Schnecken

Zutaten:

400 g Pizzateig aus dem Kühlregal

100 ml Basilikum-Pesto

1 mittelgroße Zucchini

200 g geriebener Käse

Salz, Pfeffer

1 Handvoll Basilikum

Zubereitung:

Das Backblech mit Backpapier auslegen und den Ofen auf 200 Grad vorheizen.

Den ausgerollten Pizzateig das Pesto geben, glatt streichen, dabei aber am Rand 2 cm aussparen. Die Zucchini waschen und in schmale Scheiben schneiden. Die Scheiben auf den Pizzateig legen, Käse darüber streuen und salzen und pfeffern. Von der längeren Seite beginnend aufrollen. Die Rolle in fingerdicke Scheiben schneiden und auf das Backblech legen. Alle Schnecken mit etwas Pesto bestreichen und anschließend für 15 Minuten im Ofen fertig backen. Die Zucchini Schnecken auskühlen lassen und vor dem Servieren mit Basilikum bestreuen.

71. Herzhafte Muffins

Zutaten:

2 Eier

250 g Quark

80 ml Olivenöl

70 ml Milch

6 getrocknete Tomaten, in Öl

6 bunte Kirschtomaten

150 g Pecorino

1 Bund Basilikum

220 g Mehl

2 TL Backpulver

1 Päckchen Maggi Würz-Mix Hähnchen Mediterran

Zubereitung:

In eine Muffinform Papierförmchen legen oder mit Backpapierstücken auskleiden. In einer Schüssel den Quark mit den Eiern verquirlen und anschließend Milch und Öl unterrühren.

Den Basilikum waschen, grob hacken und den Pecorino fein reiben. Davon jeweils etwa 1 EL beiseitelegen. Die getrockneten Tomaten auf einem Küchentuch abtropfen lassen und in kleine Würfel schneiden. Die gewaschenen Kirschtomaten in Viertel schneiden und das Innere herausnehmen. Basilikum, Käse und Tomaten in die Schüssel zur Quark-Eier-Masse geben.

Backpulver, Mehl und Würz-Mix mischen und unter die Masse heben. Währenddessen rühren, bis es die Konsistenz eines Teiges hat. Den Teig in die Muffinformen geben und im Ofen in 25 Minuten fertig backen. Vor dem Servieren mit dem restlichen Käse und Basilikum bestreuen und warm oder kalt genießen.

72. Meatballs

Zutaten:

Für die Meatballs:

500 g gemischtes Hackfleisch

1 Ei

6 EL Paniermehl

1/2 Päckchen Maggi Würz-Mix Bolognese Tradizionale

1 Kugel Mozzarella

2 EL Pflanzenöl

Für das Tomatensugo:

1 EL Olivenöl

1 EL Mehl

2 Schalotten

1 Knoblauchzehe

2 EL Tomatenmark

2 Dosen stückige Tomaten

1/2 Päckchen Maggi Würz-Mix Bolognese Tradizionale

2 TL brauner Zucker

5 EL Risoni Nudeln

300 ml Wasser

1 Bund Basilikum

Zubereitung:

In einer Schüssel das Hackfleisch mit Ei, der Hälfte des Maggi Würz-Mixes und Paniermehl zu einer festen Masse verkneten.

Den Mozzarella in gleichgroße, etwa 1 cm große Würfel schneiden. Aus der Hackmasse Bällchen formen, jeweils einen Mozzarellawürfel hineindrücken und wieder gründlich verschließen.

Die Meatballs in heißem Öl von allen Seiten scharf anbraten und anschließend auf Küchenpapier abtropfen lassen. Mit Alufolie abdecken und beiseitestellen.

Im restlichen Bratfett fein gewürfelte Schalotten und gehackten Knoblauch andünsten. Tomatenmark dazugeben und ebenfalls anschwitzen. Nun die Dosentomaten, den restlichen Würz-Mix, braunen Zucker und Risoni hineingeben und etwa 30 Minuten bei mittlerer Hitze köcheln lassen. Hin und wieder Wasser zugießen und umrühren.

Zuletzt nur noch die Meatballs zum Tomatensugo in die Pfanne geben, die übrigen Mozzarellawürfel darüber streuen und mit Basilikum verzieren.

73. Vegetarische Buddha Lunchbox

Zutaten:

50 g Wildreis

1/4 Rotkohl

100 g Spinat

1 Schalotte

1 Möhre

1/2 Gurke

3 EL Pflanzenöl

1 Prise Muskatnuss

1 TL Zucker

Salz, Pfeffer

1 EL Zitronensaft

2 Zweige Koriander

1 TL schwarzer Sesam

100 ml Wasser

Für die Süßkartoffel:

1 Süßkartoffel

1 EL Pflanzenöl

1 TL Paprika Edelsüß

Salz, Pfeffer

Für die Chili-Sauce

1 EL Sesamöl

1 TL Honig

1 TL Sojasauce

1/2 TL Sriracha

1/2 EL Reisessig

1 Prise Chiliflocken

Zubereitung:

Den Ofen auf 200 Grad vorheizen und das Backblech mit Papier auslegen. Die Süßkartoffel waschen, die Enden abschneiden und die Knolle mitsamt Schale in dicke Würfel schneiden. In einer Schüssel die Süßkartoffelwürfel mit Öl, Paprika, Salz und Pfeffer vermengen und anschließend aufs Backblech geben. Erneut etwas Salz darüber streuen und im Ofen in 30–45 Minuten goldbraun fertig backen.

Wildreis nach Packungsangabe bissfest kochen. Währenddessen die Schalotte schälen und fein gewürfelt in etwa 1/3 des Öls andünsten. Nun den Spinat waschen, etwas trocken tupfen und etwa 5 Minuten mit der Schalotte garen, bis der Spinat zusammenfällt. Mit Salz, Pfeffer und Muskatnuss abschmecken und beiseitestellen.

In einer Schüssel eine Hälfte des restlichen Öls und Zucker mit dem in feine Streifen geschnittenen Rotkohl vermengen. Salzen und rund 2 Minuten mit den Händen durchkneten. Anschließend ebenfalls beiseitestellen. Möhre schälen, fein raspeln und zusammen mit dem restlichen Öl und Zitronensaft vermengen. Die halbe Salatgurke vierteln und Stifte daraus schneiden. Nun noch die Sprossen gründlich waschen und mit dem Gemüse und dem Reis in eine Vorratsbox geben. Sesam darüberstreuen und mit Koriander garnieren.

Alle Zutaten für die Chili-Sauce miteinander verrühren. In eine dichte Dose oder ein Schraubglas füllen und erst vor dem Verzehr darüber geben. So eignet sich die Buddha Lunchbox hervorragend für unterwegs.

74. Vegetarische Pita

Zutaten:

Für die Zucchini:

2 Zucchini

1 Ei

70 g Panko-Mehl

2 EL Mehl

100 g geriebener Parmesan

Salz, Pfeffer

20 ml Olivenöl

Für das Olivenpesto:

100 g Oliven

100 g geriebener Parmesan

50 g Basilikum

1 Zehe Knoblauch

30 ml Olivenöl

Für die Pitas:

4 Pita-Brote

200 g Kichererbsen

4 EL getrocknete Tomaten, in Öl

1 Handvoll Babyspinat

Für den Feta:

100 g Feta

1 Bund Thymian

1 Lorbeerblatt

6 Basilikumblätter

1 Prise schwarzer Pfeffer

Olivenöl zum Auffüllen

Zubereitung:

Den Feta in gleichgroße Würfel schneiden, Thymianblätter abzupfen und den Basilikum zerkleinern. Das Ganze mit einem Lorbeerblatt und schwarzem Pfeffer in ein Einmachglas füllen, ganz mit Olivenöl bedecken und gut verschlossen für mindestens eine Stunde in den Kühlschrank stellen.

Den Knoblauch schälen und fein würfeln. Bis auf das Olivenöl die restlichen Zutaten für das Olivenpesto zusammen mit dem Knoblauch entweder mithilfe eines Stabmixers fein pürieren oder in einen Food Processor geben. Nun das Olivenöl hinzugeben und verrühren, bis es eine cremige Konsistenz hat.

Zwei Schüsseln nehmen und in einer davon Mehl, Panko, Parmesan, Salz und Pfeffer mischen. In der zweiten Schüssel ein Ei verquirlen. Die Zucchinis halbieren, in schmale Scheiben schneiden und dann einzeln zunächst in Ei und dann in der Panko-Mehl-Mischung wenden. In einer Pfanne etwas Olivenöl erhitzen und die panierten Zucchinischeiben darin goldbraun braten. Anschließend auf

Küchenpapier abtropfen lassen.

Nun von den getrockneten
Tomaten 3 EL Öl abnehmen und
erhitzen. Die Kichererbsen darin
anschwitzen, bis sie heiß sind. In
der Zwischenzeit den Backofen auf
170 Grad vorheizen.

Zum Schluss die Pitataschen
aufschneiden und mit dem Pesto
und den frittierten
Zucchinischeiben, sowie mit
Kichererbsen, mariniertem Feta
und fein gewürfelter getrockneter
Tomate befüllen.

Die Pitataschen auf ein Backblech

legen und ca. 10 Minuten im heißen Ofen erwärmen. Zwischendurch einmal wenden. Den Spinat in die Taschen füllen und servieren.

75. Hähnchen mit leckeren Cashewkernen

Zutaten:

3 EL Cashewbutter

2 EL Sojasauce

2 EL Ahornsirup oder Bio-Agavensirup

2 Zehen Knoblauch

1 TL Fünf-Gewürz-Pulver

4 Hähnchenbrüste, gewürfelt

1 Brokkoli Kopf (nur die Röschen)

40 g Cashewkerne

2 rote Chillies, gewürfelt

eine Handvoll frischer Koriander

300 g Basmati Reis, gekocht

Zubereitung:

Den Ofen auf 200 Grad vorheizen.
In einer großen Schüssel die
Cashewbutter mit Sirup, Sojasauce,
Knoblauch und Fünf-Gewürz-
Pulver verrühren. Das Hähnchen
und den Brokkoli dazugeben und
gründlich mit der Sauce
vermischen. Ein tiefes Backblech
nehmen, alles darauf geben und für
etwa 20 Minuten backen.

In der Zwischenzeit eine Pfanne
erhitzen und die Cashewkerne
darin braten, bis sie goldbraun sind.
Dann wenden und von der anderen
Seite rösten.

Wenn das Hähnchen und der Brokkoli fertig sind, die Cashewkerne und die Chillies untermischen. Das Ganze kann hervorragend auf mehrere Tupperdosen verteilt werden. Dabei in jede Dose zusätzlich gekochten Reis hinzugeben, mit etwas Koriander garnieren und im Kühlschrank bis zum Verzehr lagern.

76. Nudeln mit saftigen Würstchen

Zutaten:

1 TL Kokosöl

1 Lauchzwiebel, fein geschnitten

2 Zehen Knoblauch, fein geschnitten

8 fettreduzierte Schweinewürstchen, geschnitten

200 g Quark

350 g geschnittene Tomaten, Dose

240 g (Gewicht ungekocht) Vollkorn Penne oder Protein Pasta

1 TL Meersalz, 1 TL schwarzer Pfeffer und 1 TL getrocknete Chili Flocken

700 ml Wasser

Eine Handvoll frischer Basilikum

Zubereitung:

In einer großen beschichteten Pfanne das Kokosöl bei mittlerer Stufe erhitzen. Den Lauch in die Pfanne geben und für 3–4 Minuten anbraten. Dabei regelmäßig umrühren. Den Knoblauch hinzugeben und kurz weiter braten. Schweinewürstchen klein schneiden und ebenfalls in die Pfanne geben. Für 8 bis 10 Minuten mitbraten, bis die Würstchen von allen Seiten braun sind.

Wasser aufgießen, Tomaten und die ungekochten Nudeln dazugeben, umrühren und gut vermischen. Alles zum Kochen bringen und dann die Hitze runterdrehen. Mit reduzierter Hitze und ohne Deckel die Nudeln für 15–20 Minuten simmern lassen. Falls die Pasta währenddessen zu trocken wird, einfach etwas Wasser hinzugeben.

Ist die Pasta fertig, nur noch den Quark unterrühren und mit Salz, Pfeffer und Chili würzen. Für 2–3 Minuten erhitzen und anschließend gleichmäßig auf vier Gefäße verteilen.

77. Leckerer Cajun Lachs

Zutaten:

3 Zehen Knoblauch, grob geschnitten

1 Zitrone, in dünne Scheiben geschnitten

3 Wildlachsfilets

1,5 EL Cajun-Gewürzmischung

1 TL Meersalz und Pfeffer

180 g (Trockengewicht) Couscous

10–12 Brokkoliröschen

2 Zucchinis

Zubereitung:

Den Ofen auf 160 Grad vorheizen.

Die Zucchini zu dünnen Spiralen verarbeiten. Den Brokkoli in ein tiefes Backblech legen, mit Zucchini, Knoblauch und Zitrone bedecken und mit Salz und Pfeffer würzen. Nun noch Olivenöl auf das Gemüse träufeln.

Den Lachs mit Olivenöl einreiben und der Cajun-Gewürzmischung einreiben und anschließend mit der Haut nach oben auf das Gemüse legen. Das Backblech mit dem Fisch und dem Gemüse in den Ofen geben und zunächst 25 Minuten bei 160 Grad backen. Dann die Temperatur auf 180 Grad erhöhen und für weiter 5 Minuten backen, bis die Lachshaut knusprig ist.

Couscous zubereiten, zu jeweils gleichen Teilen auf drei Tupperdosen verteilen und den Lachs, das Gemüse und die Zitronenscheiben hinzugeben.

Eine Cajun-Gewürzmischung lässt sich schnell und leicht selbst herstellen: Hierfür eine Prise Salz mit Pfeffer, Knoblauch- und Zwiebelpulver, Cayennepfeffer, Paprika, getrocknetem Oregano und Thymian mischen.

Schlusswort

Mit Meal Prep effektiv Geld, Zeit und Nerven sparen!

Meal Prep macht es einem einfacher die Kontrolle über die Mengen und die Qualität des Essens zu behalten, was man täglich zu sich nimmt – gerade deshalb ist dieser Trend bei Fitnesssportlern hoch im Kurs. Man bereitet die Gerichte selbst zu und behält im Blick, was auf dem Teller landet. Ein Trend, der es einem auf einfachste Weise erlaubt, sich bewusst und gesund zu ernähren und dabei auch noch ungeliebte Pfunde loszuwerden!

Wer sein eigenes Essen bei sich hat, ob im Büro oder unterwegs, spart sich den Gang zum Fast Food Laden um die Ecke, oder den Kauf von Fertigprodukten aus der Kühltheke.

Erfahrene Meal Prepper bestätigen, dass sich die Umstellung auf diesen Ernährungstrend lohnt. Es beginnt schon beim Schreiben des Einkaufszettels. Nun macht man sich ernsthaft Gedanken darüber, was man eigentlich essen möchte und schreibt sich alle Zutaten hierfür auf. Das Positive daran ist, dass man nur noch das einkauft, was man auch wirklich benötigt und nicht planlos in den nächsten Supermarkt läuft und wahllos alles in den Einkaufswagen lädt, von dem man gerade glaubt es zu brauchen. So erspart man sich nicht nur das Wegschmeißen von bereits gekauften, aber nicht benötigten – und verdorbenen – Lebensmitteln. Durch diesen Punkt, sowie das veränderte Kaufverhalten, bzw. durch den Wegfall von Spontankäufen, macht sich Meal Prep besonders im Portemonnaie bemerkbar. So spart man in zweifacher Weise bares Geld – und Zeit, da man mit nur einem Einkauf die Lebensmittel für eine ganze

Woche besorgen kann. Man stellt sich nun in die heimische Küche und kocht – je nach Aufwand der Gerichte – an einem halben Tag das Essen für die gesamte Woche vor. Viele Gerichte sind einfach und schnell zubereitet. Was einem dann noch innerhalb der Woche an Aufwand bleibt, ist das Erwärmen der Speisen in der Mikrowelle oder auf anderweitige Weise. Die gewonnene Zeit ist dabei der größte aller Vorteile! Nun kann man sich anderen Dingen zuwenden, die man aufgrund Zeitmangels immer vor sich her schiebt. Oder einfach mal das tun, wonach einem gerade der Sinn steht. Denn ist es nicht genau diese Ausrede, man hätte zu wenig Zeit für all die schönen Dinge, weshalb man sie letztlich nicht tut? Vor allem für Familien ist das Vorkochen daher eine gute Vorgehensweise, um mehr Zeit mit den Liebsten verbringen zu können.

Fazit

Auf den Punkt gebracht ist Meal Prep ein Trend mit Mehrwert. Die Vorteile liegen klar auf der Hand – auch nach längerer Überlegung kommt man wohl kaum auf etwas Nachteiliges. Das nicht alle Lebensmittel Meal Prep geeignet sind, ist ein Minuspunkt, aber nicht so dramatisch, dass es die Vorteile überwiegen würde. Mit etwas Geschick und einem guten Plan lassen sich vermeintlich ungeeignete Lebensmittel aber dennoch gut für diesen Trend nutzen.

Selbst aus ökologischer Sicht ist das Vorkochen unschlagbar. Schließlich laufen stromfressende Geräte wie Herd und Ofen im Optimalfall nur noch einmal pro Woche. Wichtig ist, dass man die richtige Ausstattung, also ausreichend Tupperdosen, Schraub- und Einmachgläser hat, die sich gut verschließen lassen. Dann steht der Umsetzung dieses Trends nichts mehr im Wege! Wer sich dafür erst ausstatten muss, hat zwar Ausgaben, diese sind aber vergleichsweise gering im Gegensatz zu den vielen weggeschmissenen Lebensmitteln und der vergeudeten Zeit. Eine

Investition also, die sich schnell bezahlt macht.

Unterm Strich ist Meal Prep für jeden geeignet, der sich gesund und bewusst ernähren und dabei noch Geld, Zeit und Nerven sparen möchte.

Impressum

© Susanne Koch

1. Auflage

Alle Rechte vorbehalten Nachdruck, auch auszugsweise, verboten.
Kein Teil dieses Werkes darf ohne schriftliche Genehmigung des
Autors in irgendeiner Form reproduziert,
vervielfältigt oder verbreitet werden.
Coverfoto: Depositphotos.com

Schmidt & Depperschmidt GbR
Am Urenberg 9
D-74677 Dörzbach
Email: pw.schmidt@gmx.de

Vertretung:
Schmidt & Depperschmidt GbR wird vertreten durch
Paul Depperschmidt und Waldemar Schmidt.

Inhaltlich Verantwortlicher gemäß § 5 TMG:
Paul Depperschmidt und Waldemar Schmidt

Sitz: Dörzbach / GERMANY – Amtsgericht Künzelsau – USt-IdNr.:
DE815715162

Zuständige Aufsichtsbehörde:
Der Landesbeauftragte für den Datenschutz Baden-Württemberg
Königstraße 10a 70173 Stuttgart

Online-Streitbeilegung und Verbraucherschlichtung
Online-Streitbeilegung gemäß Art. 14 Abs. 1 ODR-VO:
Die Europäische Kommission stellt eine Plattform zur Online-
Streitbeilegung (OS) bereit, die Sie unter
http://ec.europa.eu/consumers/odr/ finden.

Die TK Store-Management GmbH ist grundsätzlich nicht bereit und
verpflichtet, an Streitbeilegungsverfahren vor einer
Verbraucherschlichtungsstelle
teilzunehmen.